肿瘤并发症防治手册

主编　蒋树龙　　王子健　　周春阳

科学技术文献出版社
SCIENTIFIC AND TECHNICAL DOCUMENTATION PRESS

·北京·

图书在版编目（CIP）数据

肿瘤并发症防治手册 / 蒋树龙，王子健，周春阳主编. -- 北京：科学技术文献出版社，2024.9. -- ISBN 978-7-5235-1616-4

Ⅰ. R730.6-62

中国国家版本馆 CIP 数据核字第 2024MX6449 号

肿瘤并发症防治手册

策划编辑：张雪峰	责任编辑：张雪峰　张　睿	责任校对：张吲哚　责任出版：张志平

出　版　者　科学技术文献出版社
地　　　址　北京市复兴路15号　　邮编　100038
出　版　部　(010) 58882947，58882087（传真）
发　行　部　(010) 58882868，58882870（传真）
官 方 网 址　www.stdp.com.cn
发　行　者　科学技术文献出版社发行　全国各地新华书店经销
印　刷　者　北京虎彩文化传播有限公司
版　　　次　2024 年 9 月第 1 版　2024 年 9 月第 1 次印刷
开　　　本　710×1000　1/16
字　　　数　173千
印　　　张　11
书　　　号　ISBN 978-7-5235-1616-4
定　　　价　42.00元

编委会

主编简介

蒋树龙，医学博士，主任医师，博士研究生导师，主要从事中西医结合防治肿瘤的临床诊疗和科研工作。

王子健，医学博士，主要从事中西医结合防治肿瘤的基础和理论研究。

周春阳，医学硕士，主要从事肿瘤临床放射治疗工作。

前　言

　　肿瘤并发症是每一位与肿瘤抗争的患者、家属，甚至医师都不可避免面对的现实问题。它不仅增加了治疗的复杂性，也给患者的生活质量带来了巨大的影响。与此同时，不同种类的肿瘤并发症需要不同的管理和防治措施，这会让经验丰富的医师也感到头痛。《肿瘤并发症防治手册》一书旨在为医师、医学研究人员，以及任何关心此问题的读者提供一个全面而深入的参考资料。

　　本手册共分为四部分：第一部分提供了关于肿瘤并发症的基础概论，分析了由肿瘤直接和间接产生的并发症，以及医源性并发症及其防治方法；第二部分着眼于中医药治疗肿瘤并发症，简要介绍了中医对肿瘤病因病机的传统认识，以及中医药在治疗肿瘤并发症方面的优势和对不良反应的预防；第三部分详细列举了各类恶性肿瘤常见的并发症及防治措施，从肿瘤恶病质到肿瘤相关抑郁，全方位覆盖了常见的肿瘤并发症；第四部分则聚焦于肿瘤治疗中引发的医源性并发症，以及这些并发症的防治策略。

　　需要特别注意的是，肿瘤并发症本身具有复杂性，这是由多种因素导致的，包括肿瘤的类型、治疗方法，甚至患者本身的身体状况。正因如此，肿瘤并发症的防治需要高度个性化的方法。

　　因此，在阅读本书后，请务必注意：本书中的治疗建议和方药仅供参考，需要结合临床具体案例进行个性化分析。任何治疗方案都不应盲目照抄或生搬硬套，因为每位患者的情况都是独一无二的，需要经过仔细的医学评估。由于作者能力的局限性及肿

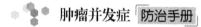

瘤并发症本身的高度复杂性和个体差异性，本书不可能详尽地涵盖所有类型的肿瘤并发症。因此，在编写过程中难免有遗漏或不足，敬请读者谅解。

尽管如此，我们仍然希望这本手册能成为值得您信赖的医学参考。它不仅可以为医疗专业人士提供有用的指导，还能帮助患者及其家属更全面地了解肿瘤并发症的性质和处理方式。我们的终极目标是通过科学和个性化的防治方法，来提升患者的生活质量和治疗效果。

感谢您选择阅读这本《肿瘤并发症防治手册》，我们期待它能为您提供实用和有价值的信息。

编　者

目　　录

第一章 肿瘤并发症概论

恶性肿瘤作为一种临床常见病，近年来其发病率和死亡率均呈现不断增长趋势，并已成为导致我国城市居民死亡的首位因素，严重威胁人民群众健康。肿瘤并发症是指在肿瘤发生发展或治疗过程中所伴随产生的一种或多种症状、体征或其他与之相关类型疾病的统称。肿瘤并发症发生的组织、器官来源广泛，其所引起的各类临床症状、体征表现较为复杂，且其发病及进展速度快慢不一，缺乏特异性，导致医务工作者或患者及其家属往往只关注肿瘤自身的病证而忽视其并发症的出现。

此外，肿瘤的治疗过程往往伴随各类不良反应的产生，如肿瘤切除术后的切口感染，化学治疗（简称"化疗"）药物自身的细胞毒性，放射线所产生的电离辐射等。这一类肿瘤并发症的发生是由治疗方式的客观属性及肿瘤患者的个体差异所决定的，因此即使严格遵照诊疗指南也较难避免。

肿瘤并发症的发生发展会严重影响肿瘤治疗的效果，从而影响肿瘤患者的预后生存及生活质量。因此，理解并归纳肿瘤并发症的发生机制、临床表现及治疗方式，对指导临床肿瘤治疗至关重要。通过查阅国内外众多文献书籍，本章归纳汇总了肿瘤并发症的各种常见类型。因不同研究者对肿瘤并发症的分类多从不同角度、不同方法、不同方向进行，本章仅尝试通过发病机制对各种肿瘤并发症进行分类总结。

第一节 肿瘤直接产生的并发症

一、肿瘤侵袭转移所致并发症

恶性肿瘤的发展往往伴随着肿瘤细胞的转移扩散。在此过程中，肿瘤细胞和组织会侵及机体正常的血管、神经、淋巴管、空腔脏器、骨骼等，从而导致诸如血栓、神经压迫、脏器梗阻、骨折等症状和体征。例如：当肿瘤瘤体压迫重要血管时，会导致上下腔静脉阻塞综合征的发生；压迫神经则会导致神经麻痹、体表疼痛、颅内压增高等；压迫脏器则会导致肠梗阻、尿路梗阻、阻塞性肺炎等。当肿瘤组织侵入血管、淋巴管后，则会引起诸如内外出血、血尿血便、胸腔积液、腹腔积液、瘘管、穿孔的形成。当肿瘤组织侵犯骨组织，则会导致病理性骨折，使骨骼本身结构、功能受损，尤其是骨转移所造成的剧烈疼痛，对患者的治疗效果和生活质量造成严重影响。

二、肿瘤引起机体代谢紊乱所致并发症

肿瘤的形成是由多种基因、调控因子共同参与调节的复杂过程，其中包括各类基因的激活、失活，以及各类蛋白的表达变化。这势必会导致机体内各类物质的分泌代谢水平发生明显改变。最典型的莫过于肿瘤引起的低血糖反应，肿瘤的生长会导致机体葡萄糖消耗速度增加，机体对低血糖的代偿功能减退，从而引起恶性低血糖症，甚至低血糖性昏迷，诸如此类的还有高钙血症、低钾血症等；白血病等会引起高尿酸血症；而嗜铬细胞瘤、垂体瘤等则因本身发病机制为激素分泌失调，其所引起的生长发育异常等并发症自不必多说。

三、肿瘤引起机体免疫失衡所致并发症

各类肿瘤对于机体免疫系统的影响机制较为复杂，至今尚未完全阐明肿瘤微环境中抑制机体免疫的相关机制。肿瘤微环境所致的免疫抑制具体表现为机体各类自身免疫病如贫血、出血、紫癜等，以及由免疫抑制导致外部细菌、病毒入侵所致的炎症反应如恶性食管炎、结肠炎、肝炎等。针对此类疾病，根据免疫系统特异性靶点开发的抗肿瘤疫苗正在努力研发中，传统中医药也可通过增强人体免疫力对该类并发症的防治起到重要作用。

第二节 肿瘤间接产生的并发症

一、肿瘤对机体各系统的间接影响

肿瘤发生发展过程中所致的机体代谢紊乱不仅会直接引起激素等分泌失调，还会间接导致如肿瘤恶病质、肾上腺危象、类癌综合征等疾病，目前该类并发症的发病机制尚未完全阐明，一般认为是多种因素共同作用的结果。因此，该类并发症的诊断标准与评估手段均尚待完善，且其预防与治疗方式

有限。此外，肿瘤发生发展过程中还可引起其他类型疾病的发生，如心脏病、高血压、糖尿病等，此类疾病的早期诊断与防治对于肿瘤的治疗和预后均会产生重要影响，也是医务工作者在制定诊疗方案时需要特别关注的问题。

二、肿瘤非特异性症状

肿瘤发生发展过程中还会导致机体产生各类非特异性症状，如劳累、口干、口渴、恶心、呕吐、食欲减退及非特异性皮肤、肌肉表现等，此类并发症同样由多种因素引起：一方面可能是肿瘤侵犯神经系统引起中枢神经系统感觉异常导致；另一方面可能是肿瘤引起机体免疫缺陷间接导致。在防治此类并发症时不仅要关注症状和体征，还应从病因病机入手。

三、肿瘤所致心理问题

肿瘤所导致的患者精神与心理问题因其相对较轻的临床症状和体征往往被临床医师忽视。其由器质性因素和患者自身因素共同导致。器质性因素往往是由于肿瘤颅内转移而产生，诸如沉默、躁狂、过度兴奋、认知障碍、记忆障碍、情感障碍、性功能障碍等；而自身因素则会导致患者焦虑、抑郁、多疑、孤独、易怒，甚至自杀倾向。后者虽可能并非肿瘤直接导致，但不加以干预则会造成比肿瘤更严重的后果。因此，其也应作为肿瘤并发症的一类而早期干预并尽快治疗。

第三节　肿瘤医源性并发症及防治

一、手术所致并发症与防治

手术切除仍是现代医学治疗早期非转移性肿瘤的重要技术手段，但术后部分患者不可避免会出现各类术后并发症，如脏器和肢体功能障碍、倾倒综合征、大出血、空腔脏器粘连梗阻等。

有效防治术后并发症是判断手术是否成功的重要标准。首先，医务工作者应严格遵循手术适应证标准，对于已发生远处转移，或已侵及重要脏器、大血管的肿瘤组织，应先采取新辅助放化疗等手段缩小肿瘤组织后再实施手术切除，避免肿瘤复发转移或术后并发症的发生。其次，术前应详细了解患者既往史及目前的症状与体征，完善必要的辅助检查如 CT、MRI、B 超、PET-CT、穿刺活检等，协助诊治并明确患者术前已存在的并发症或其他疾病，并做出准确的临床分期，以此来选择最适合患者的手术方式。此外，还应对患者身体状态、手术难度及危险程度进行评估，确定患者对手术耐受程度，判断可能出现的不良反应类型。在手术过程中，应尽量保留切除器官的功能和原有外形，尽量减少对周围脏器和血管损伤，这样可以较大概率减少术后并发症的发生，提高患者的生存质量。

最后，应高度重视医源性扩散的预防。在手术过程中，由于外部压迫或器官、血管等原有生理结构发生变化，肿瘤细胞可能会发生播散转移，而转移的成功与否取决于机体免疫、血流动力学等因素。因此，医务工作者应在严格遵循手术流程的基础上，积极改善术后患者体质，提高机体自身免疫力，减少促进肿瘤细胞转移的各种因素。

二、抗肿瘤药物不良反应与防治

抗肿瘤药物治疗是目前肿瘤治疗过程中常用的治疗方法，包括化学药物、靶向药物、免疫药物、生物制剂等多种类型。受限于药物自身药理性质，每种药物对肿瘤细胞的杀伤活性都或多或少伴随产生各类不同程度的不良反应。不同种类药物所产生的医源性并发症差异极大，最常见的并发症如化疗后骨髓抑制、恶心呕吐、各脏器毒性、过敏反应等，均极大地限制了其临床疗效。因此，做好各类抗肿瘤药物并发症的防治工作尤为重要。

作为医务工作者，在诊治过程中应熟练掌握各类抗肿瘤药物的使用原则和使用方案，应掌握药物的剂量 - 效应关系，在患者获得最大疗效的同时尽量减少药物使用剂量。研究发现多种医源性并发症的发生与药物剂量直接相关，因此应针对不同不良反应对药物剂量进行调整以适应不同患者。此外，医务工作者还应结合患者自身情况合理方药参考，如考虑患者年龄问题。对于幼龄患者应考虑药物是否影响个体发育；对于青年患者应考虑药物是否对生殖系统造成损害；对于老龄患者则更应全面评估患者耐受程度后再制定方药参考方案。

当患者出现各类不良反应时，应立刻判断不良反应是否为药物引起，并根据判定标准评估不良反应等级，以此为指导调整给药方案，如减少给药剂量或暂停给药。若判断为与药物剂量无关的不良反应，如过敏反应等，则应立即停止给药并实施相应抢救措施。

药物所引起的并发症有时较肿瘤自身并发症更为严重，因其所带来的系统毒性有一定不可预知性，如出现严重呼吸障碍或心搏骤停等。但一些急性期肿瘤则必须给予强力药物治疗，如急性非淋巴细胞性白血病的治疗，必将引起骨髓抑制的不良反应方可控制病情。因此，医务工作者有必要详细了解和掌握药物使用剂量、使用原则，并评估药物对患者预后的影响。

三、肿瘤放射治疗不良反应与防治

放射治疗（简称"放疗"）是肿瘤治疗的重要组成部分，在缩小甚至消除肿瘤病灶、改善患者临床症状及延长患者生存期等方面发挥重要作用。虽然近年来放疗设备和技术得到了不断发展，但部分肿瘤对放射线的敏感性欠佳及放射线对肿瘤和正常组织的无差别性治疗，极大限制了放疗效果并导致多种不良反应的出现。最常见的如放射性肺炎、放射性食管炎、放射性神经损伤、放射性口腔损伤、放射性骨髓抑制等。防治放射性并发症必须做好放射前准备工作，包括个体放疗适应证与禁忌证的判断，以及个体化放疗计划的确定。

随着放疗技术的进步，放疗适应证得以逐步扩大。目前，能与放射线产生生物学反应的恶性肿瘤和一些良性疾病均可采取放疗方式进行。而放疗禁忌证的影响因素则相对复杂，涵盖患者自身因素、放射设备、放疗相关辅助人员技术等。患者有明显急性期疾病或已存在某些肿瘤并发症如骨髓抑制等均不适宜接受放疗；如伴有高血压、冠心病、肝肾疾病时，进行放疗会增加治疗后并发症的发生风险，需要临床医师进行详细评估后再行治疗。

个体化放疗计划的制订需要放射科医师、物理师及放疗技师共同协作完成。首先，需要通过诸如 CT、PET-CT、MRI、穿刺活检等确定肿瘤病灶位置、肿瘤大小和形状，勾画肿瘤放射靶区，确定放疗剂量。靶区与剂量的确定应根据治疗目的而进行相应调整，如根治性照射还是姑息性照射，高姑息性照射还是低姑息性照射。剂量范围的确定应在尽量杀灭肿瘤细胞的基础上减少正常组织受照射区域。确认靶区后应由相关放射物理师制订放疗计划，以达到最佳剂量分配与不同密度组织的校正。最后，要尽量做到定位准确，提高放射效率与准确性。只有做到上述要求，才能最大限度地减少放疗后并发症的发生，获得最佳治疗效果。

第二章　中医药治疗肿瘤并发症概论

第一节　中医对肿瘤病因病机的认识

一、肿瘤的中医源流

中医药传承数千年，受到古代哲学思想、社会自然科学及长期医疗经验共同影响，逐步发展并完善成为一种风格独特的传统医学科学。在悠悠的历史长河中，中医药在人民与疾病的战斗当中屡立奇功，为中华民族的繁衍昌盛和保健事业做出了巨大贡献。时至今日，中医药在现代临床上仍在广泛应用，继续发挥重要作用。在肿瘤方面，中医药同样有着丰富的经验，为后世对肿瘤的机制探究和临床诊疗提供参考。

早在公元前 1600 年之前的殷商时期出土的甲骨文上就已有了肿瘤一类疾病的记载。先秦重要古籍《山海经》中记载了植物、动物和矿物药 120 余种，其治疗范围包括瘿、瘤、恶疮、痈、疽、噎食等与肿瘤相关的疾病，如"其名曰鯥，冬死而夏生，食之无肿疾……有草焉，其状如葵，其臭如蘼芜，名曰杜衡，可以走马，食之已瘿"。《周礼·天官冢宰》记载："疡医下士八人，掌肿疡、溃疡、金疡、折疡之祝、药、劀、杀之齐。"即春秋战国时期已出现肿瘤专科医师，用外敷、手术等方法治疗外科肿瘤。先秦时期中医对恶性肿瘤的认识基本停留在外科疮疡。

秦汉时期以后，随着《黄帝内经》（简称《内经》）、《难经》、《伤寒杂病论》、《神农本草经》等中医经典著作先后成书，中医对恶性肿瘤的病因病机和诊疗方药开始有了一个更高程度的认识。首先，在《内经》中记载了大量的肿瘤病名，如"积""聚""息积""息贲""肥气""伏梁""瘕聚""血瘕""疝瘕""肠覃""积气""石瘕"等，这些肿瘤的命名主要根据生长部位、形态、症状和病机特点等，其中很多肿瘤病名在现代中医肿瘤的临床诊疗实践当中仍在沿用。另外，书中所述"癖结""膈中""下膈"

"骨疽""肉疽""积聚"等病证的描述与现代医学中的某些肿瘤的症状相类似，如"噎膈不通，食饮不下"与食管、贲门癌所致梗阻症状相似。"有所结，深中骨""有所结，中于肉，无热"与现代的骨肉瘤、骨继发恶性肿瘤极为相似，"人之善病肠中积聚者……皮肤薄而不泽，肉不坚而淖泽。如此，则肠胃恶，恶则邪气留止，积聚乃伤脾胃之间，寒温不次，邪气稍至。蓄积留止，大聚乃起"，与现代的胃肠恶性肿瘤相近。其次，在病因病机方面，《内经》也做出较为详细的阐述。《灵枢·九针论》曰："四时八风之客于经络之中，为瘤病者也。"《灵枢·百病始生》曰："黄帝：积之始生，至其已成奈何？岐伯曰：积之始生，得寒乃生，厥乃成积也。"《素问·气厥论》曰："小肠移热于大肠，为虑瘕。"再如《灵枢·百病始生》曰："若内伤于忧怒，则气上逆，气上逆则六俞不通，温气不行，凝血蕴里而不散，津液涩渗，着而不去，而积皆成矣。"《灵枢·百病始生》云："卒然多食饮，则肠满，起居不节，用力过度，则络脉伤……汁沫与血相搏，则并合凝聚不得散，而积成矣。"此外，汉代名著《中藏经》记载："积聚癥瘕杂虫者，皆五脏六腑真气失而邪气并，遂乃生焉，久之不除也，或积，或聚，或癥，或瘕，或变为虫。其状各异，有能害人者，有不能害人者。有为病缓者，有为病速者。有疼者，有痒者，有生头足者，有如杯块者，势类不同。盖因内外相感，真邪相犯，气血熏抟，交合而成也"，为正虚邪实的恶性肿瘤发生观提供理论支持。综上所述，《内经》中指出外感六淫、内伤情志、饮食都是肿瘤发生的常见病因。

在诊断方面，这一时期的典籍对于肿瘤的脉诊有着丰富的记载，如《素问·大奇论》："肾脉小急，肝脉小急，心脉小急，不鼓皆为瘕……三阳急为瘕，三阴急为疝。"《素问·平人气象论》："寸口脉沉而弱，曰寒热及疝瘕少腹痛；寸口脉沉而横，曰胁下有积，腹中有横积痛。"《灵枢·邪气脏腑病形》云："黄帝曰：请问脉之缓、急、小、大、滑、涩之病形何如？岐伯曰：臣请言五脏之病变也。心脉……微缓，为伏梁，在心下，上下行，时唾血……肝脉……微急为肥气在胁下，若复杯……微缓为水瘕痹也。"《难经·十八难》提出辨别证候轻重的脉诊特征："人病有沉滞久积聚……诊病在右胁有积气，得肺脉，结脉，结甚则积甚。"在防治方面，《素问·至真要大论》提出"坚者削之""结者散之"，这一治则提出在现今仍是治疗恶性肿瘤的基本治则。在《伤寒杂病论》中记载的方剂很多仍然广泛应用于现代中医肿瘤治疗当中，如半夏泻心汤、大柴胡汤、桃核承气汤、大黄䗪虫丸、鳖甲煎丸、温经汤、桂枝茯苓丸等。其中的桂枝茯苓丸擅活血化瘀、消癥散结，在妇科癌瘤应用中优势明显，组方切中妇科肿瘤气滞血瘀、痰凝湿聚、邪毒蕴结的病机特点，因此常用于卵巢癌、子宫内膜癌等恶性肿瘤的治疗。《金匮要略·血痹虚劳病脉证并治》："五劳虚极羸瘦，腹满不能饮食……内有干血，肌肤甲错，两目暗黑，缓中补虚。"其描述和肿瘤的恶病质极为类似，大黄䗪虫丸能扶正祛邪、祛瘀生新，可用于治疗晚期恶性肿瘤如肝癌、胰腺癌、胃癌等。也有用桂枝类方应用于肺癌综合治疗后因正气损耗、阴阳不调、营卫失和导致的咳喘、癌性疼痛及恶病质等病证。有医家用葶苈大枣泻肺汤治疗肺癌胸腔积液，效果良好。有用小柴胡汤治胆囊癌导致的癌性发热，也取得了较好的治疗效果。另外，也有用四逆散、半夏泻心汤联合西药治疗胃 – 食管癌术后吻合口溃疡，可以显著提高吻合口血液流速，使吻合口生长速率增加，也能在一定程度上避免原发病复发。此外，《神农本草经》当中记载了中药治病的法则，曰："欲疗病，先察其原，先候病机……鬼疰蛊毒，以毒药；痈肿创瘤，以创药……各随其所宜。"《神农本草经》所记载的有"破积聚""破癥坚血"等描述的药物，即古人视角下的抗肿瘤药物。现代研究发现《神农本草经》中共计 160 味药物的功效描述中有抗肿瘤的作用，为中医药现代化研究提供宝贵的资料。

从魏晋到隋唐时期，古人对肿瘤的认识主要继承秦汉时期理论成果，在此基础上进行了一些完善。晋代王叔和的《脉经》记载："寸口脉沉而紧，苦心下有寒，时痛，有积聚……关上脉襜襜大而尺寸细者，其人必心腹冷积，癥瘕结聚，欲热饮食……迟而涩，中寒有癥结；快而紧，积聚有击痛……弦小者，寒癖"，详细记述了五脏所积对应的脉症，丰富了《内经》《难经》对肿瘤相关脉症证治的理论。晋代皇甫谧所著《针灸甲乙经》记载了大量针灸治疗肿瘤并发症的内容，如噎膈、反胃、五脏积等内容，《针灸甲乙经·经络受病入肠胃五脏积发伏梁息贲肥气痞气奔豚》云："腹中积聚时切痛，商曲主之……少腹积聚，劳宫主之。"晋代葛洪《肘后备急方》则对肿瘤的发生发展、恶化过程、转归预后有着相对全面的认识，认为"凡症坚之起，多以渐生，如有卒觉便牢大，自难治也。腹中症有结积，便害饮食，转羸瘦。"隋代《诸病源候论》记载了多种肿瘤的病因病机，如"由寒温失节，致腑脏之气虚弱，而食饮不消……若积引岁月，人即柴瘦腹转大，遂致死"，这与晚期肝癌的症状表现相似。"石痈者，亦是寒气客于肌肉，折于血气，结聚所成。其肿结确实，至牢有根，核皮相亲，不甚热，微痛，热时自歇。此寒多热少，坚如石，故谓之石痈也。久久热气乘之，乃有脓也。""产妇血气伤损，腑脏虚弱，为风冷所乘，搏于脏腑，与气血相结，故成积聚也……产后而有癥者，由脏虚，余血不尽，为风冷所乘，血则凝结而成癥也。癖病之状，胁下弦急刺痛是也……产后脏虚，为风冷搏于停饮，结聚故成癖也。"《诸病源候论》对多种肿瘤的病因、病机、证候都进行了详细的论述，是当代中医研究恶性肿瘤病因病机的重要参考资料。唐代孙思邈《备急千金要方》在《内经》《难经》的"五脏积"理论基础上提出五瘿七瘤之说，所谓五瘿，即石瘿、气瘿、劳瘿、土瘿和忧瘿；所谓七瘤，即肉瘤、骨瘤、脂瘤、石瘤、脓瘤、血瘤、息瘤。在治疗方面，注重虫类药的应用，如蜈蚣、僵蚕、全蝎、虻虫、斑蝥、蜣螂等，为后世利用虫类药物治疗癌肿提供参考。

宋元到明清时期，肿瘤的中医理论继续发展。宋代陈无择《三因极一病证方论》强调情志病因："五积以五脏气不平，肝为肥气，心为伏梁，肺为息奔，脾为痞气，肾为奔豚。皆聚结痞块，随所生所成之日，分推而究之，皆喜怒忧思，乘克胜克，相因相感。"宋代东轩居士于《卫济宝书》第一次明确提出"癌"字："一曰癌，二曰瘭，三曰疽，四曰疵，五曰痈"，用于表述痈疽发生的五种形式，此时的"癌"偏重于外科疮疡概念。至宋代杨士瀛的《仁斋直指方论》才正式用"癌"字描述肿瘤外观："癌者，上高下深，岩穴之状，颗颗累垂，裂如瞽眼，其中带青，由是簇头，各露一舌，毒根深藏，穿孔通里，男则多发于腹，女则多发于乳，或项或肩或臂。"杨氏提出的癌之"毒根深藏"病因学说深刻影响后世对肿瘤病机的认识，以至于将清热解毒药物作为最基础的抗肿瘤中药。

金元四大家也分别对肿瘤病机理论进行补充，形成各家争鸣局面。刘完素的《素问玄机原病式》强调肿瘤为火热之邪郁闭玄府所致："然则经言瘕病亦有热者也，或阳气郁结，怫热壅滞，而坚硬不消者，非寒癥瘕也，宜以脉证别之"，主张清热、泻火、解毒论治恶性肿瘤。张从正在《儒门事亲》言："下之攻病，人亦所恶闻也。然积聚陈莝于中，留结寒热于内……《内经》一书，惟以气血通流为贵。世俗庸工，惟以闭塞为贵。又止知下之为泻，又岂知《内经》之所谓下者，乃所谓补也。陈莝去而肠胃洁，癥瘕尽而荣卫昌。"张从正主张肿瘤为病邪淤积所致，应当重在攻邪。《五积六聚治同郁断》中还列出食、酒、气、涎、痰、癖、水、血、肉九积之主症和主药，提倡"九积皆以气为主，各据所属之状而对治之。"《丹溪心法》言：

9

"气不能作块成聚,块有形之物也,痰与食积、死血而成也。"朱丹溪继承许叔微"痰挟瘀血,遂成窠囊"理论,擅长从痰、瘀论治肿瘤,这也为后世化痰祛瘀法治疗肿瘤提供支持。《东垣先生试效方·五积门》云:"治之当察其所痛,以知其应,有余不足,可补则补,可泻则泻,无逆天时,详脏腑之高下,如寒者热之,结者散之,客者除之,留者行之,坚者削之,消之、按之、摩之,咸以软之,苦以泻之,全其气,药补之,随其所利而行之,节饮食,慎起居,和其中外,可使毕矣。不然,遽以大毒之剂攻之,积不能除,反伤正气,终难治也。"李东垣在继承《内经》治疗肿瘤思想的同时,强调不能纯以大毒之剂攻伐,主张兼顾胃气。

随着历代研究的逐渐深入,到明清时对肿瘤的认识已臻至成熟。一方面,现代临床常见的恶性肿瘤在当时已有了明确的病名和证治记载,如乳腺癌属中医学"乳岩病"范畴。明代虞抟《医学正传》明确提出了乳腺癌的发病特点"此疾多生于忧郁积忿之中年女性"。明代陈实功《外科正宗》中云:"忧郁伤肝,思虑伤脾,积想在心,所愿不得志者,致经络痞涩,聚结成核……名曰乳岩。"清代《医宗金鉴》言乳岩"此证由肝、脾两伤,气郁凝结而成"。另一方面,此时对于病因病机的认识和早先时期相比也有了明显不同。如清代何梦瑶《医碥》云:"酒客多噎膈,饮热酒者尤多,以热伤津液,咽管干涩,食不得入也",提示饮酒与食管癌的发病有关,这与现代认识基本相符。《景岳全书》曰:"积聚之病,凡饮食、血气、风寒之属,皆能致之。"《金匮翼·积聚统论》:"积聚之病,非独痰、食、气、血,即风寒外感,亦能成之。然痰、食、气、血,非得风寒,未必成积,风寒之邪,不遇痰、食、气、血,亦未必成积",指出肿瘤发生不止内伤因素,与风寒等外邪亦有关系。在论治方面,重视扶正、理气、养阴。如清代何梦瑶《医碥》:"气聚,证必肚腹膨胀,时痛时止,得嗳即宽,旋复痛,游走攻刺,宜木香、槟榔、枳壳、牵牛之类,不可下。"清代叶天士《临证指南医案》指出:"阴邪聚络,大旨以辛温入血络治之,盖阴主静,不移即主静之根,所以为阴也。可容不移之阴邪者,自必无阳动之气以旋运之,而必有阴静之血以倚伏之。所以必藉体阴用阳之品,方能入阴出阳,以施其辛散温通之力也",首次发明络病理论,为现代从络病论治恶性肿瘤提供参考。可见,现代中医论治肿瘤的常见思路大多在明清时期就已成型,为现代中医病机理论的发展奠定了深厚的基础。

二、现代中医对肿瘤的认识

在现代，中医对肿瘤病机的认识也有了长足的进步。现代中医学对恶性肿瘤的病机认识和论治思路基本建立在历代中医典籍所记载的学术理论基础之上。随着现代科学技术的迅速发展，对恶性肿瘤微观机制的研究不断加深，使得现代中医对恶性肿瘤的认识不仅在传统病因病机上有所发展，在微观层面也有了进一步的认识。在病因方面，现代中医界多数人认为肿瘤的发生多与情志失调、饮食不节、起居不慎有关，同时与感受外邪、郁伏在内有关。

一般认为，正虚邪实是恶性肿瘤发生发展最基本的病机。传统认识上，"正气存内，邪不可干"。肿瘤的发生与生物衰老密不可分，脏腑功能不足、正气内亏是肿瘤发病的根本原因。此外，所谓"阳化气，阴成形"，正如潮湿阴暗处容易滋生菌菇毒蕈，阳气不足也是肿瘤发生发展的重要原因。"邪之所凑，其气必虚"，在正气内虚的背景下，脏腑生理机能下降，影响气机畅达，因虚而郁，因郁而滞。气为津血运行之帅，是推动气血运行的原动力。虚气之气不仅无法推动津血在三焦脏腑经络中流畅地运行，反而容易沉积下来形成痰瘀。痰瘀是肿瘤形成的关键环节，与肿瘤侵袭和转移、肿瘤微环境及肿瘤血管生成密切相关。周仲瑛教授首先提出癌毒理论，指出癌毒是恶性肿瘤特异性病邪。癌毒的形成与正虚、气郁、痰湿、瘀血俱有关系，其中痰瘀为癌毒的形成提供温床。痰瘀互结，遂成窠臼，日久酿生癌毒。总之，正虚邪实是恶性肿瘤病机的总概括，虚气留滞是恶性肿瘤形成的重要条件，痰瘀互结是恶性肿瘤形成的关键环节，癌毒凝结是恶性肿瘤发病的直接原因。

对不同癌种而言，病机在细节上也常常存在差异。这与癌种的病因和病位有关。一方面，根据现代研究，一些肿瘤的发病与特点因素密切相关，如病毒感染、过度饮酒、抽烟、慢性心理应激等，故现代中医病机对此可能有所参考；另一方面，不同癌种对应的脏腑、经络病位不同，也造成肿瘤病机的多样性。比如，由于肝癌与乙肝病毒感染、过度饮酒有关，因此主要病因病机为疫毒感染、迁延失治、嗜食醇酒厚味内生湿热蕴毒等，以致癌毒久羁，损及肝脾，湿热瘀毒结聚，气血渐伤，瘀毒流注，其关键为湿热瘀毒结聚、肝脾气血两伤。乳腺癌与慢性心理应激关系密切，肝失疏泄是乳腺癌发生发展的重要因素，现代多以肝郁脾虚为基础论治乳腺癌。因胃肠以通降为宜，对消化道肿瘤而言，其病机多与湿、痰、瘀、毒壅滞胃肠有关。有医家认为食管通降功能失司，气机郁结不畅，津液停聚化痰，痰与气搏，痰气交阻于食管，致饮食格塞难下，久之脾胃受损，中焦枢运失常，津气血输布失司，导致血行受阻，血瘀阻滞食管，诸邪相合诱导癌毒内生，癌毒与痰、瘀搏结，日久形成癌肿。肺为娇脏，气阴易虚，同时为储痰之器，故常因肺之气阴不足，宣发肃降失司，痰气阻于肺络，日久痰虚生毒，发为肺癌，虚、痰、毒是肺癌常见的病理因素。

此外，随着现代医学对肿瘤研究的不断突破，肿瘤的病理生理也出现许多新的发现和研究成果。现代中医学对肿瘤相关病理生理现象背后的中医病机也做出了相应解释。比如，肿瘤的化疗耐药是临床中常见的现象，严重影响治疗效果，减少预期生存时间。化疗现象的发生与阳虚毒结有关，阳虚与"癌毒""药毒"互结形成"阳虚毒结"可能是导致化疗耐药的核心机制。在肿瘤生存的微环境当中存在慢性炎症，慢性炎症是肿瘤发生发展的重要因素，"壮火食气"是对肿瘤炎症微环境的高度概括。那些炎症细胞属于"壮火"，不断干扰免疫细胞消灭肿瘤，耗损正气，推动肿瘤"炎－癌转化"。"冷热肿瘤"理论也是当今肿瘤免疫治疗领域较为热点的理论。"冷"肿瘤是指具有较少或没有阳性免疫调节细胞和较多免疫抑制细胞的肿瘤，"冷"肿瘤善于伪装自身，免疫系统通常无法识别"冷"肿瘤，并且不会引起有效的免疫反应，因此难以被免疫系统识别然后消灭。从中医角度来看，"冷"肿瘤多为阴寒内盛，通过温补阳气有助于激活正性免疫，促进"冷"肿瘤向"热"肿瘤转化。肿瘤微血管的形成是癌组织生长、增殖和转移的重要因素，癌毒也在肿瘤血管形成中起着重要作用，是肿瘤血管生成的始动因素，火邪是肿瘤血管生成的关键动力，络脉瘀阻是肿瘤血管生成的物质基础，毒伏脉络是乳腺癌微转移的重要病机。现代医家也对于肿瘤的转移有了新的认识，有中医医家将转移概括性地定义为转移过程的"传"和停驻局部的"舍"。其认为，对于传舍的病机，通常归为"正气亏虚""痰毒流注""经络传舍"3种学说——正气亏虚学说指气的固摄作用失调，对癌毒的控制作用减弱，造成其脱离原发部位；痰毒流注学说是以痰饮的"随人身气机上下，无所不到"的特性，指代癌毒的转移；经络传舍学说则将经络认为是转移的主要通道。有学者提出"耗散病机说"，认为人体与自然相统一，处于阴阳平衡状态，一旦细胞的阴阳平衡状态被打破，阳气不固，细胞分化能力不足则发生瘤变，固摄失司则肿瘤转移扩散。

第二节 中医药治疗肿瘤并发症的优势

现代医学对于肿瘤并发症的处理主要集中在肿瘤自身的控制、肿瘤治疗过程中并发症的处理及肿瘤生长对身体造成的负担等方面。虽然有的处理已经颇有成效，但是一方面，其对于肿瘤的控制仍有所欠缺，如在肿瘤转移后，胸腔积液、腹腔积液、骨转移、各类出血等仍症状明显，且治疗手段局限。另一方面，对于肿瘤治疗过程中产生的并发症，现代医学治疗手段相对单一，且没有做到个体化治疗，如对肿瘤手术后因淋巴管堵塞造成的水肿，现代医学没有很好的治疗办法；对放化疗造成的肺纤维化，只有单纯的激素及对症处理，可以减轻肺纤维化的症状，并不能延缓肺纤维化的进程；放化疗造成的骨髓抑制也是单纯地升白细胞、升红细胞、升血小板，恶心呕吐只有止呕这一个手段。而且，其在肿瘤患者自身感受的不适等方面并无特殊的治疗手段，如患者本人的口干、口渴、疲乏、劳累、出汗、食欲减退等方面没有相应的治疗措施。中国的肿瘤治疗中，中医药是一大特色，中药在肿瘤临床治疗中应用普遍，中药作为抗肿瘤药、肿瘤辅助方药参考、改善症状方药参考，能够降低手术、放疗、化疗等现代常规疗法所致的不良反应，提高生存质量。因此，在肿瘤并发症治疗过程中，中医药的参与尤为重要。

中医药作为祖国的传统文化瑰宝，在许多方面优势明显，现简述如下。

一、简便廉验

"简"，指中医基础理论的极简性。中医学在两千多年的发展当中，不断融合中医古代哲学思想，崇尚"大道至简"。对中医而言，"藏象理论"是认识疾病的基础，强调"有诸形于内，必形于外"，也就是说疾病是脏腑正邪虚实变化的外在显映。在元气、阴阳、五行等理论视角下，将人的脏腑经络，人的生理和心理甚至人与自然、社会环境构成统一的整体。与西医强调分析论和还原论不同，中医学讲求整体观念。因此，中医学理论具有"以简驭繁"的特点。所谓"万变不离其宗"，面对错综复杂的肿瘤并发症病理生理学机制，中医基础理论仍旧能够沿用传统理论认知病机和指导诊疗。

"便"，指的是诊疗方式的方便快捷。中医师在传统望闻问切的四诊方式下，适当地结合一些现代医学诊断方法，整体辨证，简便快捷地推断肿瘤

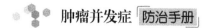

并发症的病因病机，辨证论治，并给出相应的治疗措施。对患者而言，这种方式方便快捷，节省了时间成本。中药材获得相对容易，在家即可自行加工，患者使用简便。此外，对于一些非药物治疗方式，如推拿按摩、按跷导引、吐纳冥想等，甚至仅需中医师适度指导即可居家完成治疗，受时间、空间限制较少。

"廉"，指的是中医治疗方式相对经济实惠。中医治疗恶性肿瘤并发症的方式绝大多数价格低廉，适宜普通人消费水平。常用的中药制品大多来源于常见的动物、植物、矿物等，无论中药内服、外敷，或是耳穴压豆等，所用药物大多简廉易得。除药物以外的治疗方式，如针灸、推拿、导引、吐纳、冥想等，几乎不含物质成本，甚至患者可自行治疗，这在很大程度上减轻了患者的经济负担。

"验"，指的是中医药治疗方式源于经验的总结且效果确切。中医药治疗肿瘤并发症并非无根之木，是中医几千年来不断医疗实践当中的成功经验总结。"验"即"效验"，指的是临床研究中的不断验证，中医药在治疗肿瘤并发症方面具有良好的治疗效果。

二、治疗手段多种多样

针对恶性肿瘤并发症的治疗，西医手段相对单一，除手术、静脉注射及口服药物等手段外，无其他特殊手段。中医在这方面优势明显，除口服中药外，还有针灸、按摩、导引、熏洗、针刀、敷贴、膏药、脐疗、足疗、耳穴疗法、物理疗法等多种治疗方法。经过时下科学验证，这些方式治疗恶性肿瘤并发症效果良好。有学者通过大量临床实践与实验室研究发现，针灸肿瘤所在部位相关的穴位，对机体的免疫功能起着重要的调节作用。如中医在治疗恶性肿瘤患者时，在化疗中使用艾灸配合耳穴压豆能在一定程度上预防和改善恶心呕吐症状，缓解患者胃肠道反应，降低因化疗药物而产生的不良症状。有中医学者通过双侧足三里注射甲氧氯普胺在治疗肿瘤晚期顽固性呃逆中取得了良好的治疗效果。也有学者在消化道肿瘤术后应用鼻饲四君子汤加减的中药方剂并结合静脉滴注参芪扶正注射液、隔姜灸或艾灸、食用八宝粥等，用以改善患者脾胃功能，增强患者的食欲。这些类似的研究不胜枚举，因此，在治疗肿瘤并发症过程中，除西医治疗外，中医的治疗手段也必不可少。

三、个体化治疗显著

精准医学是近年来新兴的医学理念，强调疾病的精准化诊断与治疗，本质在于个性化医疗。基于精准医学所倡导的个性化医疗模式，西医学重视微观视角下基因对疾病诊疗的指导作用，即辨病分型论治；传统中医重视宏观视角下对个体化证候的辨证论治。在治疗恶性肿瘤并发症方面，西医治疗多为标准化的"对症治疗"。然而患者是独立的个体，并非机械，单纯机械化、标准化的对症治疗无法解决患者因个体化差异带来的生理、心理不适。相应地，中医在这方面则存在独特的优势。中医在辨治疾病时强调"以人为本，整体辨证，辨证论治"。中医认为恶性肿瘤是全身疾病的局部表现，正虚邪实、阴阳失衡、脏腑失调是本质病机，正邪相搏中双方的盛衰消长决定着疾病的发生发展与转归，正能胜邪则病退，邪能胜正则病进。比如，有研究表明，14%～28%的晚期肿瘤患者会出现不同程度的异常汗出，且在夜间症状会加重，甚至影响睡眠，西医在这类与肿瘤进展关联性较小的自身感受方面，并无深入的研究，也没有对症的处理措施，但这类症状却是患者的切身感受，给患者自身带来了极大的不适感，进而影响患者的免疫力，中医药则从气血阴阳等方面对此进行辨证论治，多以黄芪、党参、太子参对气虚根源进行调治，加以五味子、山茱萸等收敛药物，或根据不同证型，以玉屏风散、生脉散、牡蛎散、补中益气汤等为主方进行随证加减，从根本上促进患者全身状态的改善，标本同治，体现了中医整体治疗与现代医学精准治疗相结合的理念。

四、综合改善整体状态

西医对恶性肿瘤的治疗大多集中在肿瘤发生发展的早期，且大多治疗手段都会对机体造成相当程度的损伤，如手术、放疗、化疗，虽然近些年新研究的靶向治疗、免疫治疗对于某些中晚期肿瘤患者有一定的治疗作用，但存在较为突出的不良反应。换言之，恶性肿瘤相当一部分并发症属于医源性并发症，是放疗、化疗、内分泌治疗、分子靶向治疗甚至免疫治疗等带来的不良反应。中医讲求"治病必求于本"，突出一个"中"字。"中"，即"中和"，不偏不倚的中庸之道。放在中医临床语境下，"中"强调和谐，讲究纠正患者当前的不良状态，通过一定方法恢复"阴平阳秘"的健康状态。在治疗肿瘤时，中医药治疗的着手之处并不在于局部瘤体，而在于纠正偏颇

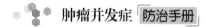

的机体环境，解除肿瘤生长环境。假设恶性肿瘤是一朵长在阴暗潮湿处的蘑菇，西医治疗重视清除蘑菇本身，用手术摘除，用农药毒杀等；中医治疗重视改变蘑菇生长的环境，比如加强光照、通风、提高温度、降低湿度等。在治疗肿瘤并发症时，中医同样旨在调整机体环境、改变病变产生条件。如癌性疲劳是恶性肿瘤常见并发症，其发生与肿瘤本身、肿瘤治疗和不良情绪均有关系，西医在治疗时可能选择兴奋中枢类药物、抗抑郁药物、皮质类固醇，方法相对单一；从中医学角度来看，癌性疲劳主要与气阳两虚、脾虚湿盛有关，可以同时运用温阳益气、健脾化湿等方法改善癌性疲劳。相较于西医单一的治疗策略，恶性肿瘤并发症的中医治疗策略则更加注重整体，侧重综合性改善整体状态。

五、治疗方式缓和且应用广泛

相比西医治疗肿瘤时的峻猛，中医治疗手段相对缓和，患者也更容易接受。西医治疗肿瘤的目的为彻底杀灭肿瘤，通过手术、放化疗等手段在快速消除病灶、杀灭癌细胞等方面效果显著，中医药在这方面有所欠缺，但是西医对正常机体的损伤也非常严重，且极易忽视患者的自身感受。中医药治疗恶性肿瘤的优势，是在整体观念的指导下，调整脏腑失调，纠正阴阳失衡，增强抗病能力，减轻或消除临床症状，抗癌消瘤及治疗肿瘤并发症，配合放化疗发挥减毒增效作用，而不在于直接杀灭癌细胞。中医讲究人与肿瘤的对立统一，在中医看来，消灭肿瘤并非治疗肿瘤的最佳方法，在某种情况下，肿瘤与患者的长期共生亦不失为一种好的治疗策略。因此，中医认为抗癌与高质量生活应同时兼顾。而且，中医讲究肿瘤治疗的全程管理，它并非疾病各阶段的生硬拼接或与多学科治疗方法的杂糅堆砌，亦不受限于疾病分期、治疗阶段与共患病矛盾，而是以"带瘤生存"为核心目标的全局考量。肿瘤中医治疗的全程管理贯穿疾病诊断至康复的全过程，是治疗规范化与个体化高度统一的治疗策略。

第三节　中药抗肿瘤常见不良反应与预防

在肿瘤发生发展及治疗过程中，会伴随许多的不良反应。这些不良反应主要有两大类，一类是肿瘤自身发展对机体产生的各种不良反应，如癌性疲劳、癌性疼痛、癌性厌食、癌性贫血、癌性水肿、癌性出血、肿瘤相关抑郁状态、各类胸腔积液、腹腔积液、上下腔静脉阻塞综合征、肠梗阻等。另一类是肿瘤治疗导致的各种不良反应，包括手术导致的肠胀气、淋巴回流障碍等；化疗导致的恶心呕吐、骨髓抑制、神经损伤、脱发、皮疹等；放疗导致的放射性肺炎、放射性肠炎、放射性食管炎、放射性皮炎等。

针对肿瘤的这些不良反应，中医除口服中药外，也有针刺治疗、艾灸治疗、穴位贴敷治疗、耳穴压豆治疗、中药外敷治疗、穴位注射治疗、中药保留灌肠治疗、中药泡洗治疗等多种治疗手段，现将这些治疗方法简述如下。

一、中药方剂口服治疗

中药方剂口服治疗在人们印象里是最传统的中医治疗手段，提到中医，大部分人都会联想到喝中药，可见中药口服影响之深。对于中医师来讲，口服中药方剂是最易操作的治疗手段，因此在恶性肿瘤及其并发症的治疗中，口服中药方剂是最重要的治疗手段之一。针对恶性肿瘤并发症中药口服的研究汗牛充栋，学术思想百花齐放，在此仅择几种给大家抛砖引玉。王晞星教授应用黄芪治疗肿瘤并发症如癌性疲劳、癌性水肿、慢性癌性出血、肿瘤皮肤溃疡等，始终紧扣其"补气升阳，固表止汗，利水消肿，生津养血，行滞通痹，托毒排脓，敛疮生肌"的功效。其黄芪的使用多在 30 g 以上，治疗效果良好。有医家对脑肿瘤术后胃肠功能障碍患者采用中医益气活血法治疗（组方：黄芪、川芎、当归、丹参、熟地黄、白术、党参、毛冬青、益母草、黑枣、炙甘草），能有效促进其肠道功能恢复。手足综合征有医家认为应属中医学"络病""血痹"的范畴；病机为"血瘀寒凝"，治则以"温经活血"为法；以经方"黄芪桂枝五物汤"为主方化裁也取得了良好的治疗效果。有医家自脾、肝、肾三脏论治食管癌术后腹泻，以健脾补肾、调肝、渗湿、固涩为大法，佐以渗湿活血等法，有明显疗效。另外，也有用中药方剂（桃仁、红花、当归、赤芍、川芎等）防治放射性食管炎，患者炎症症状明显减轻。另外，具有益气养血、健脾益气、补肾生髓等功效的中药能明显减轻放化疗的骨髓抑制。

二、针刺治疗

针刺治疗作为常用的中医外治手段在恶性肿瘤并发症的治疗中同样应用广泛。比如吕金胜等在中脘、内关、足三里三穴行针刺治疗的"胃三针"疗法，在防治肿瘤患者化疗后出现的恶心呕吐上取得了明显疗效。有医家运用温针灸缓解恶性肿瘤术后肠梗阻,取得了较好的治疗效果。有研究表明,针刺治疗在一定程度上也可以预防骨髓抑制发生。另外,也有研究表明,针灸治疗对于肿瘤相关性失眠是有效的,并且联合西药的治疗效果优于单纯西药。而且通过进一步分析,其对于肿瘤相关性失眠远期治疗效果也优于西药的治疗效果,说明了针灸治疗具有不易反复性,能够消除镇静催眠类药物的弊端。还有医家选取大椎、膈俞、合谷、足三里、三阴交等穴位治疗非小细胞肺癌患者化疗后骨髓抑制,治疗效果显著。

三、艾灸治疗

艾灸与针灸相比,操作比较简单,它不需要专业的行针手法,并且施灸的范围较大,取穴也没有针灸严格,艾灸较常用的方法有温和灸、雀啄灸、回旋灸、隔姜灸、隔盐灸、隔蒜灸和天灸。艾灸作为传统的中医疗法,在肿瘤治疗过程中可起到调补气血、温补元阳、温经散寒、行气通络、扶阳固脱、升阳举陷、拔毒泄热等功效。多项研究证实艾灸神阙、足三里、中脘等穴位可以纠正放化疗所致骨髓抑制,提高患者的免疫功能,对患者的饮食状况及精神状态等均有明显的改善。也有研究表明,大椎、双侧膈俞、脾俞、胃俞、肾俞与关元、气海、双侧足三里、三阴交,隔日交替隔姜灸治疗,能显著提升白细胞计数,且能更有效地改善患者胃肠道反应。还有研究表明,癌症患者化疗后免疫功能在常规治疗基础上加用艾灸联合督脉灸干预,能有效提升 T 细胞亚群指标如 CD3$^+$T 细胞、CD4$^+$T 细胞、自然杀伤细胞、CD4$^+$/CD8$^+$,进一步提升免疫球蛋白(immunoglobulin,Ig)指标 IgA、IgM、IgG,能辅助改善患者生存质量。

四、穴位贴敷治疗

穴位贴敷是在中医经络理论体系指导下,以不同于汤剂的方式,直接将药剂作用于皮肤表面特定穴位。穴位贴敷治疗作为中药学说与经络学说结合的治疗方式,多用于治疗恶心呕吐、调理胃肠功能、促进饮食、缓解癌性疼痛、控制腹腔积液等恶性肿瘤并发症。穴位贴敷重要的是药物与选穴,药物方面,其选用的药物与外敷中药类似,但渗透性及刺激性可能更强,如白芥子、细辛、甘遂、冰片、麝香、姜汁等。同时,在选穴上,不同的病证选穴也不尽相同,如恶性肿瘤伴胸闷憋喘者,可选肺俞、膈俞、膏肓、定喘等;恶性肿瘤伴胃肠道不适者,可选用脾俞、胃俞、中脘、足三里、天枢等;久病体虚者可选用神阙、关元、气海、足三里等；有腹腔积液者，可选用神阙、膀胱俞、三焦俞等穴位。研究表明，中药生姜、半夏外用敷脐，或用甘草泻心汤与赤石脂禹余粮丸、乌梅丸、五倍子研磨醋调敷脐，可明显改善化疗相关性腹泻。贾立群教授基于"以通为补"学术思想，采用延胡索、白芥子、姜黄、血竭面、桂枝、细辛等中药研制出"温通穴位贴"用于癌性疼痛的治疗。恶性腹腔积液可用黄芪、细辛、川椒目、桂枝、龙葵等药研细末，每次取少许，敷于神阙，也有良好的治疗效果。有医家取双侧足三里与内关行穴位敷贴，缓解化疗导致的呕吐症状，效果良好。

五、耳穴压豆治疗

中医理论认为耳郭与人体脏腑有着密切的关系，耳穴压豆可通过刺激相关穴位发挥疏通经络、调节气血、维持脏腑功能平衡的功效。在恶性肿瘤并发症治疗中，耳穴压豆可调整脏腑功能、提高机体正气、减轻癌症患者放化疗中的不良反应。研究表明，耳穴压豆可以改善恶性肿瘤伴失眠患者的睡眠质量。有医家取耳穴口、脾、胃、贲门、神门进行耳穴压豆配合艾灸防治恶性肿瘤化疗患者消化道不良反应，取得了良好的效果。另有人选耳穴神门、胃、小肠、大肠、三焦进行耳穴压豆，可减轻肝癌介入术后患者的胃肠道反应。

六、中药外敷治疗

中药外敷治疗多为中药制粉或制膏外敷，对于癌性疼痛、各类胸腔积液、腹腔积液等方面应用广泛，在治疗癌性疼痛时，选用合适的外用中药能有效缓解癌性疼痛。基于体表部位的特殊性，因此多选用芳香走窜及穿透性强的药物，如蟾酥、乳香、没药、麝香、冰片等。另外，还要根据疼痛部位辨证选方，如胸痛可加白芥子、薤白、细辛、乌头等；胁痛加柴胡、郁金等；腹痛加乌药、三棱等。另外，癌性疼痛多伴有气滞血瘀，因此可酌加桃仁、青皮、枳壳、川楝子、五灵脂等。根据"病痰饮者当以温药和之"的理论，在癌性疼痛外治方面，可多用活血化瘀及温阳化痰药物；针对原发病灶和局部瘀滞，可多用温性药物；根据"诸痛痒疮，皆属于心"病机，可多用归心经药及寒性药。在外敷治疗胸腔积液和腹腔积液方面，中医医家也做了大量研究，有医家采用顺铂胸腔灌注联合中药（生黄芪、乌药、茯苓皮、桑白皮等）外敷局部，同时配以深部热疗机热疗，结果表明，其总有

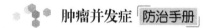

效率及生活质量改善率均高于单用顺铂胸腔灌注治疗的患者，且白细胞计数下降、胃肠道反应等不良反应发生率均优于单用顺铂胸腔灌注治疗的患者。有医家用中药消水膏（由薏苡仁、黄芪、牵牛子、车前子、猪苓、桂枝、夏枯草、白芥子、莪术、鳖甲、半枝莲、菌灵芝、桃仁、红花、冰片制成）配合顺铂胸腔灌注，也取得了很好的治疗效果。有医家采用温阳利水中药（木香、艾叶、苍术、制附子、大黄、丁香、乌药、干姜、乳香、没药、吴茱萸、甘遂、芫花、透骨草）外敷治疗晚期结肠癌腹腔积液，临床疗效肯定，能够有效减少腹腔积液量，改善临床症状，提高患者卡诺夫斯凯计分，且无明显不良反应，安全性良好。

七、穴位注射治疗

穴位注射作为现代医学与经络学说结合的一种治疗方式，在恶性肿瘤化疗导致的恶心呕吐、放化疗导致的骨髓抑制等方面应用广泛。研究表明，内关、足三里注射甲氧氯普胺治疗化疗致恶心呕吐效果良好。有大量研究证实，足三里注射黄芪注射液、地塞米松注射液等可有效缓解骨髓抑制。

八、中药保留灌肠治疗

中药保留灌肠治疗多用于恶性肿瘤导致的肠梗阻患者及放疗导致的放射性直肠炎患者。研究表明，由地榆、大黄、三七、儿茶等制作而成的肠瑞灌肠剂能明显改善放射性直肠炎直肠黏膜病理性结构改变，明显缓解放射性直肠炎黏液血便、腹泻腹痛、里急后重、肛门灼痛坠痛等临床症状，提高患者生活质量，改善肠镜黏膜病变及放射损伤。

九、中药泡洗治疗

中药泡洗治疗多针对有手足麻木等周围神经病变的患者，此类病变好发于应用奥沙利铂、紫杉醇类药物化疗的患者。中药泡洗多采用能温经通络、活血化瘀的中药，如有医家用淫羊藿、路路通、伸筋草、川芎、红花制备成外用散剂，泡洗手足及四肢，对于周围神经毒性治疗效果明显。研究发现，外用由老鹳草、淫羊藿、桂枝、红花等药物制成的通络散，能明显减轻化疗所致周围神经病变疼痛程度，缩短症状持续时间，有效降低化疗所致周围神经病变分级，改善运动神经传导速度和胫神经感觉。

十、其他中医疗法

除上述治疗手段外，中医还有许多其他的治疗方式，如有医家研究发现将中药附子、肉桂、高良姜、花椒、小茴香等装入热罨包，加热至 40～50 ℃，熨灸腹部可以缓解肠梗阻、腹部术后消化功能紊乱，以及中焦虚寒证所致腹胀，腹痛。有医家用穴位按摩加香腹膏（木香、姜汁、吴茱萸粉制成）敷贴治疗术后消化系统紊乱，疗效满意。也有医家用中药糊剂（方剂含南沙参、北沙参、麦冬、生地黄等）缓解食管炎症，可改善由高强度射线引发的食管炎。

从上述研究中我们可以看到，中医在预防与治疗肿瘤常见不良反应有其优势的地方，在临床上可加以学习并应用。

第三章　恶性肿瘤常见并发症与防治

第一节　肿瘤恶病质

恶病质是一种特殊形式的营养不良性疾病，以在原发疾病基础上出现持续的肌肉消耗为主要表现，可伴有或不伴有脂肪组织消耗。多种疾病都能导致恶病质的发生，最常见的如恶性肿瘤、慢性心力衰竭、慢性阻塞性肺疾病、慢性肾脏病、艾滋病和难以控制的慢性感染等，这些疾病引起的系统性炎症对机体的新陈代谢造成有害的影响。与热量摄入不足导致的体重下降不同，恶病质主要为肌肉丢失而非脂肪丢失，而且这种丢失并不能通过常规营养补充完全逆转。

由恶性肿瘤引起的恶病质，被称为肿瘤恶病质。所有肿瘤患者中约50%会出现恶病质。上消化道肿瘤和胰腺癌患者的恶病质发病率最高。此外，在肿瘤晚期阶段，恶病质的发病率上升，约80%的晚期肿瘤患者会出现恶病质的症状。

一、发病机制

1. 西医病因病理

肿瘤恶病质发生的机制尚未完全阐明，目前研究普遍认为肿瘤恶病质与代谢异常有关，是多因素共同作用的结果，涉及多种发病机制。

当前的主流学说认为炎症细胞因子在恶病质的发生发展中起到核心作用，包括肿瘤坏死因子（tumor necrosis factor，TNF）、γ干扰素（interferon-γ，IFN-γ）和白细胞介素 – 6（interleukin-6，IL-6）等。TNF已被证明通过泛素 – 蛋白酶体系统对骨骼肌和脂肪组织有直接的分解作用。这一机制涉及活性氧的形成，导致核转录因子 – κB（nuclear factor-κB，NF-κB）的上调。NF-κB是编码细胞因子和细胞因子受体基因的一个已知调节器。细胞因子产量增多诱发了蛋白质分解和肌纤维蛋白分解。此外，癌症引发的炎症反应还可通过抑制 AKT/mTOR 途径导致蛋白质合成减少。

另有学说认为肿瘤本身可能是恶病质发生的重要因素来源。肿瘤来源的分子，如脂质动员因子、蛋白水解诱导因子和线粒体解偶联蛋白等肿瘤相关基因的过度表达可引起分解代谢的介质增加，诱导蛋白质降解，导致恶病质。恶病质中不受控制的炎症反应又可导致机体代谢率升高，进一步增加对蛋白质和能量来源的需求。

也有证据表明，恶性肿瘤患者的进食控制回路发生了改变。瘦素是一种由脂肪细胞分泌的激素，可阻断神经肽 Y 的释放，而神经肽 Y 是下丘脑兴奋网络中最有效的进食刺激肽，被抑制则导致进食减少。在正常人机体内，体重降低会反馈性抑制瘦素分泌，而在肿瘤负荷状态中，此负反馈机制平衡被打破，导致患者食欲下降，并最终导致患者进入肌肉萎缩、贫血、乏力的恶病质状态。

此外，恶性肿瘤所导致的心理问题同样不容忽视。晚期恶性肿瘤患者往往出现抑郁、焦虑、易怒、悲伤、孤独等心理问题。这些心理问题势必导致食欲下降，进而加重恶病质状态。有研究表明约 80% 的晚期恶性肿瘤患者存在焦虑、恐惧、紧张等负面精神状态，约 20% 的患者需要通过药物控制情绪。可见，心理因素是导致肿瘤恶病质发生的重要诱因之一。

2. 中医病因病机

根据临床表现，恶病质属中医学"虚劳"范畴。《金匮要略》中最早提出"虚劳病"，认为其发病机制为五脏气血不足、阴阳虚损。亦有观点认为，肿瘤恶病质是由体内阳气不足，痰、湿、瘀、毒等阴寒病邪不断累积而无法祛除，导致寒湿入营，造成心、脾、肾阳虚，气血进一步耗损，机体失去濡养而发生恶病质。还有学者通过聚类分析研究胃癌恶病质的临床表现，发现胃癌恶病质是以气虚、阴虚、血虚、阳虚为主，脾虚贯穿全病。因此，恶病质的中医病因病机主要是五脏气血不足为本，在病情发展过程中可伴痰、湿、瘀、毒等有形实邪或病理产物，表现为虚中夹实。病机特点是脏腑亏损、气血阴阳不足。病位主要在于五脏。

二、临床表现

恶病质的主要特征为持续性肌肉消耗，伴有或不伴有脂肪的消耗，主要症状表现为体重下降、食欲减退、饱胀、肌肉萎缩等消化道不适症状，以及贫血、虚弱乏力、心理负担。

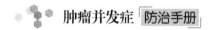

1. 非自主性体重丢失

恶病质所造成的肌肉与脂肪消耗被称为非自主性体重丢失。不同肿瘤发生非自主性体重丢失的概率不同，消化道肿瘤和晚期肿瘤发生率较高，可达 60%~80%。目前公认的标准为近半年体重丢失超过正常体重的 5%，或体重指数（body mass index，BMI）< 20 kg/m² 的同时体重丢失 >2%。非自主性体重丢失一般无法通过进食或补充营养物质恢复。

2. 自主性食物摄入量减少

自主性食物摄入量减少是肿瘤恶病质最常见的临床症状。具体表现有厌食，味觉、嗅觉改变，恶心，呕吐，饱胀感等。

3. 贫血

肿瘤相关性贫血可由许多因素引起，而肿瘤恶病质所致贫血主要由长期进食量减少、循环中红细胞或血红蛋白数量减少、血液携带氧气的能力降低导致。贫血早期患者临床症状不明显，晚期重度贫血会导致疲倦、虚弱、气短、头痛和运动能力下降等症状，严重时可导致心力衰竭而危及生命。

三、诊断标准

体重变化是衡量恶病质的主要指标，如 BMI 和非自主性体重下降超过一定比率等。但有观点认为仅使用 BMI 评价是不够的，因为存在肿瘤肿块体积、肿瘤所致水肿和积液等干扰因素，且基于体重的标准没有考虑到机体成分的变化。

为了对恶病质进行更广泛的评估，有学者提出使用实验室指标作为诊断依据，包括白蛋白、前白蛋白、C 反应蛋白或血红蛋白。但在不同的诊断标准中，临界值并不统一。目前尚无可靠的生物标志物来识别可能会出现恶病质的肿瘤患者。

对机体成分变化的评估同样受到限制，因为很难以非侵入性且成本低廉的方式测量肌肉质量和健康指标。已有的肌肉质量的成像方法包括生物电阻抗分析法、CT、双能 X 射线吸收法和 MRI 等，但没有被广泛使用。

因此，目前临床上肿瘤恶病质的诊断标准仍多以体重下降与肌肉减少为主要指标。中国抗癌协会肿瘤营养专业委员会《肿瘤恶液质临床诊断与治疗指南（2020 版）》指出，肿瘤恶病质诊断标准：①6 个月内体重减少（包括肌肉质量及肌力）>5%；②BMI < 20 kg/m²（欧美人），BMI < 18.5 kg/m²（中国人）和 6 个月内体重减轻 >2%；③四肢骨骼肌指数男性 <7.26 kg/m²，

女性 $< 5.45 \ kg/m^2$ 和体重减轻 $> 2\%$ ；④均需摄食减少或系统性炎症。

按照严重程度，将肿瘤恶病质分为 3 期：恶病质前期、恶病质期、恶病质难治期。目前，较为公认的分期标准如下，①恶病质前期：6 个月内无意识体重减轻 $\leq 5\%$ 。②恶病质期：6 个月内体重减轻 $> 5\%$ ；或 BMI $< 20 \ kg/m^2$（欧美人），BMI $< 18.5 \ kg/m^2$（中国人），6 个月内体重减轻 $> 2\%$ ；或四肢骨骼肌指数男性 $< 7.26 \ kg/m^2$，女性 $< 5.45 \ kg/m^2$，同时体重减轻 $> 2\%$ ；常有摄食减少或系统性炎症。③难治期/顽固性恶病质期：肿瘤持续进展，体质量持续减轻，无法纠正。

四、治疗方法

1. 西医治疗

对恶病质的处理取决于对病因、预后的判断及患者的需求。由于目前的治疗手段无法完全阻止与逆转肿瘤恶病质的发生发展，故治疗目的主要以改善患者生存质量为前提。其治疗方式主要包括体力锻炼、营养支持疗法和药物治疗。

（1）体力锻炼

运动对骨骼肌具有积极作用，可通过开展适当体力锻炼来延缓恶病质的进展。恶病质患者通常运动水平低下，很少可进行规律性锻炼，但仍然推荐患者通过适当床旁体力锻炼的方式来防治恶病质。运动联合营养支持疗法或其他治疗可能成为改善恶病质的有效手段，可能成为多学科诊治的重要组成部分。

（2）营养支持疗法

恶病质一直被认为是晚期肿瘤患者中出现的一种营养障碍。因此，传统的营养支持疗法多为补充饮食中的热量和蛋白质。然而，由于恶病质与单纯饥饿不同，到目前为止，传统的营养支持疗法效果有限，未能显示出改善体重的疗效。不过最近有研究表明，使用更高的热量（ $> 1.5 \ kcal/mL$ ）和更多的蛋白质补充剂可以达到稳定体重的目的。还有研究表明，高热量和高蛋白的补充会导致正常的膳食被替代，从而减少患者自主的热量和蛋白质摄入，患者会出现早期饱腹感。但大多数恶病质患者本身也表现出厌食和不规则的进食模式，向他们提供各种脂肪酸和高热量、高蛋白的补充物可能是必要的，以防摄入不足。对于无法进行肠内营养的患者，可给予肠外营养，或二者结合。多数情况下，不推荐单独给予肠外营养。

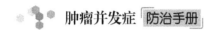

外源性氨基酸通过为肌肉代谢和葡萄糖生成提供底物，可以作为一种替代蛋白质消耗的代谢物。含有 n-3 脂肪酸、支链氨基酸、谷氨酰胺、精氨酸等特殊底物的免疫营养制剂已被用作口服补充剂应用于临床，但其疗效仍需通过大型前瞻性临床试验加以验证。同时，需要密切监测患者电解质、出入量水平等，并根据监测结果及时调整营养支持疗法方案。

（3）药物治疗

刺激食欲的药物通常被用来治疗恶病质以增加食物摄入量，但对阻止肌肉消耗无效，而且可能有不良反应。此类药物包括糖皮质激素、大麻素或孕激素。抗呕吐药如 5－羟色胺－3 受体拮抗剂也常用于以恶心为主要症状的恶病质患者。

糖皮质激素被广泛用于癌症恶病质的治疗，具有促进食欲的效果。对于伴有癌性疼痛的患者，糖皮质激素还可发挥消炎镇痛作用。但对有代谢性疾病如糖尿病等的患者则需谨慎使用。如糖皮质激素仅被用作食欲刺激剂，通常仅限于预期生存期为数周至数月的患者。

大麻素被证明可以提高肿瘤患者的食欲和情绪。但其精神方面的不良反应如头晕、精神障碍、抑郁、幻觉、精神运动功能的改变和偏执等，限制了该制剂在有厌食症状的肿瘤患者中的使用，不建议常规作为食欲刺激剂应用。

醋酸甲地孕酮是孕激素的合成衍生物，通常用于治疗癌症厌食症。其潜在作用机制被认为是通过直接和间接途径影响细胞代谢因子的产生来刺激食欲。醋酸甲地孕酮已被改进为生物利用率更高的纳米晶体口服液，大大缩短了临床起效的时间。醋酸甲地孕酮的不良反应包括大剂量时的血栓栓塞、短暂的肾上腺功能不全、水肿和中枢神经系统影响等。然而，醋酸甲地孕酮主要使脂肪组织增加，而非肌肉组织。有研究表明醋酸甲地孕酮与其他药物联合应用（如奥氮平、沙利度胺等），可能会成为更有效的治疗方法。

二十碳五烯酸是近年来发现的一种新型食欲刺激剂，是一种 n-3 长链多不饱和脂肪酸。二十碳五烯酸能够促进瘦肌群的合成，并通过靶向蛋白酶来减弱蛋白质的降解，在未来有望成为治疗肿瘤恶病质的关键药物。

2. 中医辨证论治

（1）脾胃虚弱型

主症：精神疲惫，倦怠乏力，气短懒言，面色萎黄或晦暗无光，食少纳呆，食后胃脘不舒，腹胀烦闷。舌质淡白，苔薄白，脉细弱。

治则：健脾益气和胃。

方药参考：六君子汤加减。党参、炒白术、茯苓、淫羊藿各15 g，炙黄芪30 g，陈皮10 g，法半夏9 g，丹参10 g，炙甘草6 g，鸡内金12 g，莲子、白扁豆、山药各15 g，砂仁、桔梗各9 g。

（2）气血不足型

主症：面色不华或㿠白，短气自汗，头晕目眩，心悸怔忡，健忘失眠，四肢乏力，可伴有全身水肿。舌淡白，苔薄白，脉细弱或结代。

治则：益气养血。

方药参考：归脾汤加减。黄芪30 g，人参、白术、茯苓、远志、龙眼肉、酸枣仁各15 g，当归10 g，生姜3 片，大枣5 枚，木香、炙甘草各6 g。

（3）气阴两虚型

主症：周身乏力，口咽干燥，心烦失眠，潮热盗汗，手足心热，鼻衄出血，声音低怯。舌红少津，舌苔薄黄或剥脱无苔，脉细数。

治则：益气养阴。

方药参考：沙参麦冬汤加减。北沙参、麦冬、玉竹、太子参、石斛各15 g，生白术、浙贝母、生甘草、鸡内金、天花粉各10 g，黄芪20 g，仙鹤草30 g。

（4）肾气虚损型

主症：腰膝酸软，两足痿弱，遗精阳痿，眩晕耳鸣，多尿或不禁，或畏寒肢冷，下利清谷。舌淡，苔白，脉沉细或沉弱。

治则：补益肾气。

方药参考：肾气丸加减。生熟地黄各15 g，山药30 g，山萸肉、茯苓、牡丹皮、泽泻各12 g，枸杞子、菟丝子、淫羊藿、肉苁蓉各10 g，芡实、金樱子各6 g。

第二节　癌性疼痛

癌性疼痛是影响癌症患者生活质量的主要因素之一，通常表现为多种疼痛类型的混合，是癌症患者的最常见症状。流行病学统计分析，新增的确诊肿瘤患者中有25%合并疼痛，接受放化疗等抗肿瘤治疗的癌症患者中约有30%合并癌性疼痛，而对于中晚期的癌症患者，癌性疼痛的发病率可高达80%以上。癌性疼痛使患者承受巨大的身心痛苦，甚至使患者丧失生存意

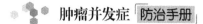

志，严重影响其生活质量。这种疼痛可能是由癌症本身引起的，也可能与癌症相关因素有关，如癌症治疗过程中化疗引起的神经性疼痛、手术后的慢性疼痛和截肢后的疼痛。有效的疼痛控制会对治疗结果和生活质量产生有利影响。

一、发病机制

1. 西医病因病理

癌性疼痛发生机制比较复杂，包括肿瘤微环境、癌性骨痛、癌性内脏痛、神经病理性疼痛及手术、放化疗相关治疗引起的疼痛。

（1）涉及肿瘤细胞及基质细胞释放的多种致痛因子

①酸性物质：破骨细胞和多发性骨髓瘤协同诱导酸性骨微环境，并激活感觉神经元 ASIC3 诱发癌性骨痛。②粒细胞－巨噬细胞集落刺激因子：与神经的相互作用、周围神经的重构和受损的感觉神经敏化参与癌性骨痛的发生。③内皮素－1（endothelin-1，ET-1）、ET-2、ET-3：有研究表明，ET 在暴发性癌性疼痛中发挥重要作用。④TNF-α、IL-6 等细胞因子：炎症/免疫细胞和一些肿瘤细胞产生、释放这些细胞因子，细胞因子的表达水平增高，常伴有机械痛阈和热痛阈的降低。⑤神经生长因子：神经生长因子具有营养感觉纤维、调节痛觉的作用，绝大多数实体肿瘤过度表达神经生长因子及其受体 TrkA。

（2）癌性骨痛

随着骨转移的推进，骨失去原有结构的完整性，激活的破骨细胞可破坏感觉神经纤维，引起神经病理性疼痛，并且骨折的风险增加。

（3）癌性内脏痛

癌性内脏痛机制复杂，临床常见的癌性内脏痛多与肿瘤压迫、空腔脏器梗阻或实质性器官包膜牵拉等有关。患者有明确的内脏组织肿瘤浸润，这些实质或潜在的内脏组织损伤，可激活内脏神经感受系统而引发疼痛，这也是患者内脏痛的重要原因。

（4）由于肿瘤的不断生长，往往会导致癌性疼痛不断加剧，这可能与肿瘤增大后直接损伤感觉神经纤维末梢，以及肿瘤细胞和基质细胞通过释放多种致痛因子导致伤害感受器敏感有关。随着肿瘤患者病情的进一步恶化，往往会出现暴发痛，可能与肿瘤和基质细胞诱导的感觉和交感神经纤维芽生、神经瘤样结构的形成及中枢敏化有关。

2. 中医病因病机

癌性疼痛属中医学"痹证"范畴，其是多因素共同作用的结果，与情志失调、癌毒侵袭密切相关。癌性疼痛病机主要分虚实两个方面，实证主要是痰浊、瘀血和癌毒互结胶着、阻塞经络，即"不通则痛"；癌毒日久，邪伤正气，导致脏腑功能失调，气血阴阳不足，无法荣养脏腑经络，出现"不荣则痛"。肿瘤早期、中期以实痛为主，晚期以虚痛为主，或虚实并见。临床应用时，一定要注意结合辨证，综合分析，合理配伍，才能发挥更好的治疗效应。

二、临床表现

癌性疼痛在临床上首先表现的是各种性质的疼痛，如酸痛、搏动性疼痛、刺痛及压痛、撕咬痛、痉挛性疼痛及锐痛、灼烧痛、放电样痛、枪击样痛及麻刺痛等，早期一般是以局部疼痛为主，随着病情的进展，疼痛会持续性进行性加重，并且疼痛范围有可能增加。往往会伴有全身乏力、消瘦、低热、焦虑、失眠等全身症状。

三、诊断标准

我国《癌症疼痛诊疗规范（2018 年版）》将疼痛程度分为 3 级，可根据患者的实际情况采取主诉视觉模拟评分法（visual analogue scale，VAS）、数字分级评分法（numerical rating scale，NRS）和面部表情评分法（faces pain scale，FPS）3 种疼痛评分方法进行评分。美国国家综合癌症网络成年人癌痛临床实践指南亦将 NRS 疼痛评分 1~3 分划分为轻度疼痛范畴，将 NRS 疼痛评分 4~6 分划分为中度疼痛范畴，将 NRS 疼痛评分 ≥7 分划分为重度疼痛范畴。

四、治疗方法

1. 西医治疗

癌性疼痛病因复杂，个体差异较大，疼痛程度、疼痛性质多样，每个患者机体状况不同，因此对癌性疼痛应采取不同的治疗手段，制定综合治疗方案，以缓解癌性疼痛的症状。主要包括化疗、放疗、药物治疗，以及其他疗法。

（1）化疗

化疗是根据病理类型、全身状况及转移灶情况选用相应的化疗方案。化疗后患者肿瘤缩小，疼痛症状缓解，二者通常呈相关关系。研究表明，化疗对骨转移癌所致疼痛的镇痛效果不及对软组织转移癌所致疼痛的镇痛效果。根据癌症疼痛镇痛的方法最好是抗肿瘤治疗的原则，对中晚期能接受治疗者仍尽可能应用化疗。

（2）放疗

放疗镇痛的主要作用原理是抑制或杀死肿瘤细胞，胶原蛋白合成增加，继之血管纤维基质大量产生，成骨细胞活性增加形成新骨。通过针对患者影像学资料，以病变疼痛中心点为中心进行射线外照射，可使90%的癌性骨痛患者疼痛缓解，50%患者可达到阶段性完全无痛。但疼痛复发率达50%。

（3）药物治疗

世界卫生组织（World Health Oraganization，WHO）三阶梯镇痛原则是癌性疼痛治疗基本原则，主要包括口服给药、按阶梯给药、按时给药、个体化治疗、注意具体细节五个方面。从患者疼痛程度、性质及原因的角度出发，制定方药参考方案。

①轻度疼痛治疗参考方案

我国《癌症疼痛诊疗规范（2018年版）》指出轻度疼痛可选用非甾体抗炎药，基本药物为阿司匹林、对乙酰氨基酚、布洛芬、吲哚美辛等，当使用一种非阿片类药物治疗效果不明显时可增至最大剂量，若仍不能控制疼痛则评估采用第二阶梯治疗方案。

②中、重度疼痛治疗参考方案

我国《癌症疼痛诊疗规范（2018年版）》指出中度疼痛可选用弱阿片类药物或低剂量的强阿片类药物，并可联合应用非甾体抗炎药，必要时联合辅助药物如皮质激素、抗惊厥药、三环类抗抑郁药、镇静药等。阿片类可选用吗啡、氢吗啡酮、氧可酮、美沙酮、芬太尼、可待因、羟考酮等药物，长效镇痛制剂可选用硫酸吗啡缓释剂、盐酸吗啡缓释剂、双氢可待因、盐酸可待因缓释片、盐酸羟考酮缓释片、芬太尼透皮贴剂、曲马多缓释剂等药物。

（4）其他疗法

其他疗法包括麻醉治疗、神经电刺激、激光治疗、超声治疗、神经外科手术治疗、社会心理疗法等多种治疗方式。

2. 中医辨证论治

（1）寒凝血瘀型

主症：痛有定处，多为刺痛，疼痛剧烈，得温痛减。舌质暗淡，苔白润，舌下络脉青紫，脉弦涩或紧。

治则：散寒通络止痛。

方药参考：温经汤加减。吴茱萸5 g，麦冬9 g，当归、芍药、川芎、人参、桂枝、阿胶、牡丹皮、生姜各9 g，甘草6 g。疼痛剧烈可加制附子9 g，细辛3 g，乳香、没药、延胡索各6 g。

（2）阳虚寒凝型

主症：疼痛多为冷痛，喜温喜按，疲倦乏力，纳呆食少，大便溏薄。舌质淡，苔白腻，脉细弱。

治则：温阳散寒止痛。

方药参考：桂枝汤合四逆汤加减。白芷10 g，藁本10 g，蔓荆子10 g，细辛3 g，制附子9 g，干姜5 g，桂枝10 g，白芍20 g，当归20 g，炙甘草6 g，生姜3片，大枣10枚。

（3）痰湿中阻型

主症：疼痛重着闷胀，伴有恶心呕吐，痰涎壅盛，头晕，疲倦乏力，体形肥胖，头身困重，嗜睡，大便不成形。舌体胖大有齿痕，舌质暗淡，苔白滑，脉滑或沉。

治则：祛痰化浊。

方药参考：温胆汤加减。茯苓15 g，法半夏9 g，陈皮9 g，竹茹9 g，甘草6 g，枳实10 g，薏苡仁30 g，苍术10 g，桂枝10 g，羌活10 g，生姜6 g。

（4）气滞血瘀型

主症：或胀或痛（气分多胀痛，血分多刺痛），疼痛拒按，面色晦暗或黧黑，胸胁胀痛，善太息。舌紫暗或有瘀斑、瘀点，舌下络脉粗张，脉弦或涩。

治则：行气化瘀。

方药参考：加味逐瘀汤加减。醋延胡索、葛根各20 g，赤芍、桃仁、红花、当归、生地黄、牛膝各10 g，川芎、桔梗、枳壳、柴胡、甘草各6 g。

（5）气虚血瘀型

主症：多为刺痛，痛处固定，伴有全身疲倦，少气懒言。舌淡暗，苔薄

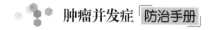

白，脉弱或涩。

治则：益气养血，活血化瘀。

方药参考：益气化瘀解毒汤加减。黄芪、升麻各 20 g，麦芽 15 g，党参 15 g，山楂 12 g，鸡内金、白术、枳实、三棱、莪术、川芎、柴胡各 10 g，红花 9 g。

第三节　癌性发热

癌性发热是指恶性肿瘤患者出现的直接与恶性肿瘤有关的非感染性发热和患者在恶性肿瘤治疗过程中引起的发热，常见于恶性淋巴瘤、白血病、肺癌、肉瘤及肝癌、大肠癌、胃癌、胰腺癌等消化道肿瘤，一般发热不伴有恶寒，以午后潮热、间断性发热或规律发热为特点。通常抗感染治疗无效，对解热镇痛药及激素反应较好，该病一般起病较缓慢，病程较长，如合并感染多为急性起病。长期发热往往会造成患者能量和体力的大量消耗，严重影响患者的生活质量，应给予积极控制。

一、发病机制

1. 西医病因病理

癌性发热机制尚不清楚，目前研究认为和以下几点相关：①肿瘤生长迅速，在细胞分裂和溶解的过程中，自身产生内源性致热原，刺激体温调节中枢引起发热；②肿瘤引起组织缺血，缺氧、坏死、释放 TNF；③肿瘤内白细胞的浸润及癌症干扰影响致热类固醇合成而引起发热；④肿瘤组织释放的抗原物质可引起免疫反应，部分肿瘤产生异位激素引起机体各种炎症反应等；⑤部分为化疗药物及放疗所致。

2. 中医病因病机

张介宾《景岳全书》有云："至若内生之热，则有因饮食而致者，有因劳倦而致者，有因酒色而致者，有因七情而致者，有因药饵而致者，有因过暖而致者……虽其所因不同……在内者，但当察脏腑之阴阳。"在中医学，癌性发热属"内伤发热"范畴，分为虚实二端，其病因与患者体内有形之癌肿密切相关。中医认为其发病机制主要为人体气血阴阳失衡，引起脏腑功能失调，加之热毒痰瘀等致病因素相互交杂而为病。在不同时期可表现为实证、虚证或虚实夹杂之证。虚证多为邪羁日久，耗气伤阴，脏腑虚衰；实证多为气滞血瘀，痰凝湿聚，蕴结化火，毒火不得宣泄透达，致使正邪相争、阴阳失衡而发热。分为四型：①阴虚内热型；②湿热蕴结型；③瘀血内结型；④气血亏虚型。

二、临床表现

临床常表现为持续性低热，少数可以表现为中度发热或高热，热型多为不规则热和弛张热，少数为稽留热，体温多在 37.5 ~ 38.5 ℃，偶有达 39 ℃以上，但多为合并感染等。

三、诊断标准

面对癌症患者癌性发热的诊断，主要与感染性发热相鉴别。诊断癌性发热须经以下步骤：①临床问诊和体格检查，必要时完善相关检查，如血、痰、粪便、脑脊液、胸腔积液或腹腔积液、尿液培养、血常规、尿常规、肺部 CT 等，排除感染性原因。②如未发现明确的致病微生物，可尝试经验性抗生素治疗。若治疗有效，则说明存在感染可能；若没有效果，则可以进一步进行萘普生试验。③萘普生试验最早由 Chang 和 Gross 于 1984 年提出，可用于鉴别癌性发热和非癌性发热。癌性发热患者使用萘普生后 3 天内会出现快速且持久的退热，但感染性发热患者的体温下降则不明显。虽然萘普生试验对鉴别很有效，但在使用萘普生试验之前应给予至少 5 ~ 7 天充分的经验性抗生素治疗。抗生素治疗可在萘普生试验期间继续进行，且不会影响结果。④肿瘤治疗也可能导致发热的出现。中性粒细胞减少性发热是强化化疗方案的常见并发症，也可发生于骨髓衰竭的初治患者，尤其是急性白血病或骨髓转移瘤患者。化疗后，约 50% 的中性粒细胞减少性发热病例是由感染引起，约 20% 的重度中性粒细胞减少患者的发热是菌血症所致。粒细胞集落刺激因子和粒细胞 - 巨噬细胞集落刺激因子可以用来缩短中性粒细胞减少性发热的持续时间。萘普生试验在不明原因的中性粒细胞减少性发热患者中也是有效的，但在一些患者中，化疗诱导的骨髓抑制导致的严重血小板减少是使用萘普生的限制因素。

四、治疗方法

1. 西医治疗

（1）积极治疗原发病：有效地针对病因治疗，如化疗、放疗、手术控

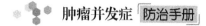

制肿瘤进展可使发热消退。

（2）对症治疗：物理降温方法常用酒精擦浴、温水擦浴、冰袋冷敷额枕颈部等。药物降温方法有非甾体抗炎药、糖皮质激素等。其中，非甾体抗炎药主要是通过抑制 PGE2 介导的免疫向下调节作用及体温中枢的刺激作用达到降温效果，常用药物包括萘普生、阿司匹林、吲哚美辛、布洛芬、双氯芬酸钠等；而激素类药物主要是通过抑制体温中枢对致热源的反应，减少内热源的释放而降低体温，通常在用药 12 小时内可使癌性发热患者体温下降，主要药物有地塞米松、泼尼松等。西医治疗癌性发热，优点是方法简单、降热速度快。但也有一些明显的不良反应，如非甾体抗炎药易引起粒细胞减少、大汗淋漓、消化道损伤等，激素易引起免疫功能紊乱、免疫力下降等。

2. 中医辨证论治

（1）实证

①气郁化热型

主症：低热，或自觉发热，热势与情绪波动相关，胸胁胀满，烦躁易怒，口干口苦，纳眠差。舌红苔黄，脉弦数。

治则：疏肝解郁，理气清热。

方药参考：丹栀逍遥散加减。牡丹皮 15 g，栀子 9 g，柴胡 12 g，白芍 15 g，赤芍 15 g，当归 9 g，川芎 12 g，茯苓 15 g，白术 9 g，生姜 9 g，薄荷 6 g（后下），甘草 6 g。

②湿热蕴结型

主症：四肢重浊，头重身困，胸脘痞满，口干而苦，不思饮食，渴不欲饮，呕恶，大便黏滞不爽。舌红苔黄腻，脉滑数。此型发热多见于肝、胆、胰等消化道肿瘤进展期。

治则：清热解毒，凉血燥湿。

方药参考：三仁汤加减。杏仁 10 g，薏苡仁 30 g，白蔻仁 9 g，厚朴 10 g，法半夏 9 g，北柴胡 24 g，黄芩 12 g，连翘 10 g，通草 12 g，滑石 15 g（包煎），竹叶 10 g。

③瘀血内结型

主症：午后或夜晚发热，或自觉身体某一部位发热，口干不欲饮，面色晦暗。舌质青紫，或有瘀斑瘀点，脉涩。

治则：活血化瘀。

方药参考：血府逐瘀汤加减。桃仁 10 g，红花 9 g，赤芍 15 g，当归

12 g，川芎 12 g，丹参 30 g，柴胡 12 g，枳壳 12 g，生地黄 15 g，甘草
6 g 等。

2. 虚证

①气血亏虚型

主症：发热，热势或高或低，常在劳累后发作或加剧，倦怠乏力，气短
懒言，自汗，易于感冒，食少便溏。舌质淡，苔白，脉细弱。多见于食管
癌、贲门癌、结肠癌等消化系统的恶性肿瘤术后或化疗后。

治则：调补气血，甘温除热。

方药参考：补中益气汤加减。黄芪 30 g，党参 30 g，白术 12 g，当归
12 g，陈皮 10 g，升麻 9 g，柴胡 9 g，甘草 6 g。

②阴虚内热型

主症：午后潮热，或夜间发热，五心烦热，颧红盗汗，口干咽燥，便
结。舌质红，苔少或花剥，脉细数。常见于肺癌、鼻咽癌、食管癌等恶性肿
瘤中晚期，或年老体衰，多次进行放疗、化疗者。

治则：滋阴清热。

方药参考：青蒿鳖甲汤加减。鳖甲 15 g（先煎），青蒿 12 g（后下），
知母 12 g，生地黄 15 g，牡丹皮 12 g，玄参 15 g，麦冬 15 g，柏子仁 12 g，
银柴胡 15 g，地骨皮 30 g，龟甲 15 g（先煎），北沙参 30 g。

③阳虚发热型

主症：自觉发热，体温不高或为低热，形寒肢冷，面色㿠白，腰膝酸
痛，大便稀溏。舌淡苔白润，脉沉细。

治则：补肾温阳，引火归原。

方药参考：金匮肾气丸。炮附子 6 g，桂枝 6 g，熟地黄 15 g，山药
12 g，山茱萸 12 g，牡丹皮 12 g，泽泻 12 g，茯苓 15 g，肉桂 9 g。

第四节　癌性疲劳

癌性疲劳为一种扰乱机体正常功能的、非同寻常的、持久的、主观的劳
累感，与癌症本身病理生理或治疗有关。常表现为压倒性的、持续的、主观
状态疲惫和体力下降及无法通过休息来缓解的疲劳。不同癌症患者的疲劳患
病率为 50%～92%。疲劳感通常在放疗、化疗及激素和（或）生物治疗期
间增加。在大多数研究中，30%～60% 的癌症患者报告为中度疲劳，治疗期

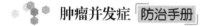

间会出现重度疲劳，在某些情况下重度疲劳可能导致治疗中断。尽管疲劳通常在治疗后的第一年得到改善，但是仍有25%~30%的患者会在有效抗肿瘤治疗后经历多年疲劳。疲劳会对工作、社会关系、情绪和日常活动造成严重损害。

一、发病机制

1. 西医病因病理

癌症患者的疲劳受到人口、医学、心理社会、行为和生物因素的多因素影响。许多研究证实了与癌症相关的各种生物学机制，包括贫血、神经递质失调、下丘脑－垂体－肾上腺轴功能障碍、5－羟色胺酸神经递质失调及腺苷三磷酸和肌肉的改变代谢等。

获得最多研究证实的机制是细胞因子的失调，重点是促炎细胞因子。外周炎性细胞因子可以向中枢神经系统发出信号并产生疲劳症状，或通过改变神经过程引起其他行为的改变。研究表明，几种炎症标志物（IL-6、IL-1受体拮抗剂和TNF）的水平与疲劳分级相关。在癌症患者体内，肿瘤自身可释放或由手术、放疗、化疗造成组织损伤而释放促炎细胞因子。这些细胞因子可以向中枢神经系统发出信号，导致疲劳症状和其他行为变化。

疲劳和炎症过程也可能受到心理和行为的影响。很多研究证实癌性疲劳与癌症患者的年龄、性别、种族、婚姻状况、教育水平、职业、BMI及心理社会因素（应对方式、焦虑、沮丧等）相关。

2. 中医病因病机

癌性疲劳属中医学"虚劳"范畴，又称为"虚损"，病机以虚为主，或伴标实。《素问·通评虚实论》言"精气夺则虚"。张仲景在其著作《金匮要略》中将虚劳单成一篇，将"虚"与"劳"合称，首次提出"虚劳"病名。恶性肿瘤作为一种慢性消耗性疾病，不断消耗正气，导致气血阴阳亏损。《理虚元鉴》有云："治虚有三本，肺、脾、肾是也。"肺主一身之气，主布散精微；脾为后天之本，为气血化生之源；肾为先天之本，主封藏元气。肺、脾、肾是虚劳重要病位。虚者，即气血阴阳亏虚。一方面，恶性肿瘤作为消耗性疾病，不断耗损正气，导致气血阴阳亏虚；另一方面，肿瘤内生痰湿等重浊之邪，阻碍脏腑的功能，加重疲劳表现。此外，肝郁脾虚、气机不升，阴虚火旺、壮火食气，也可出现虚劳表现。

二、临床表现

癌性疲劳具有起病快、程度重、能量消耗大、持续时间长、不可预知且不能通过常规休息和睡眠缓解的特点，它从体力、精神、心理、情绪等多方面影响患者。临床上可出现乏力，嗜睡，体力下降，对休息的需求增加，肢体沉重，注意力不集中，兴趣下降，睡眠障碍，疲劳引起的情绪负担，短期记忆障碍问题，以及运动后的不适超过数小时等多种表现形式。

三、诊断标准

劳累症状反复出现，持续时间 > 2 周，同时伴有以下症状中的 5 个或 5 个以上的即可诊断。具体表现如下：①虚弱或肢体沉重；②不能集中注意力；③缺乏激情，情绪低落，精力不足；④失眠或嗜睡，睡眠后感到精力未能恢复；⑤活动困难；⑥出现情绪反应，如悲伤、挫折感或易激惹；⑦不能完成原先能胜任的日常活动；⑧短期记忆减退；⑨活动后经过休息疲劳症状持续数小时不能缓解。由于这是一种主观条件，癌性疲劳的程度通常通过癌症治疗功能评估疲乏量表和 3 种 VAS 评估疲劳程度。美国国家综合癌症网络提倡将数字评级量表作为癌性疲劳的筛查工具，即 0 ~ 3 分的患者具有无至轻度疲劳，4 ~ 6 分的患者有中度疲劳，7 ~ 10 分应视为严重疲劳。

四、治疗方法

1. 西医治疗

（1）非药物干预治疗

运动、心理社会干预、饮食管理、睡眠疗法是治疗癌性疲劳最有力的方法。

①运动。运动是癌性疲劳最有效的干预措施。适当锻炼和体育活动能够改善癌症患者心理状态，在癌症辅助治疗期间或之后可有效地减少疲劳。经过一定时间的运动后，患者的疲劳状况可以有一定程度的减轻，癌症患者的生活质量也明显提高。

②心理社会干预。心理社会干预包括认知行为疗法、心理教育疗法和支持性表达疗法。认知行为疗法通过促进导致自我护理管理的行为改变，使癌症患者受益。心理教育疗法，如听引导图像磁带及睡眠，都是自我护理管理的一部分。这些疗法是旨在促进表达情感和寻求他人支持，这些疗法有助于

疲劳的改善。

③饮食管理。癌症本身及其治疗可能会破坏机体营养平衡。许多癌症幸存者都患有营养问题。进行饮食管理以评估体重和热量摄入的变化及液体和电解质的不平衡来改善疲劳症状尤为重要。以健康均衡饮食为重点的教育对所有癌症患者来说都至关重要，尤其是对于那些有特殊营养需求（胃切除、结肠吸收不良）的幸存者，饮食管理是必不可少的。

④睡眠疗法。睡眠障碍对癌症患者来说是一个挑战，因为它们常常会加重癌性疲劳。睡眠障碍的促成因素通常是焦虑症、抑郁症、日间小睡及某些药物不良反应。合理有效地治疗癌症患者的失眠能有效改善癌性疲劳，提高生活质量。

（2）药物干预治疗

药物干预治疗包括精神兴奋剂、抗抑郁药、皮质类固醇和其他补充药物。

①精神兴奋剂哌甲酯、莫达非尼、右苯丙胺和匹莫林都已被研究用于癌性疲劳的治疗。最常见的不良反应是烦躁不安和失眠。罕见的不良反应包括高血压、心悸、心律失常、意识模糊、精神病、震颤和头痛。因此，这些药物在某些患者中可能是禁忌证。

②当癌性疲劳伴发抑郁症时，抗抑郁药对癌症患者有益，帕罗西汀被发现可以减轻抑郁症患者的癌性疲劳水平。

③对终末期癌症患者，皮质类固醇可以减轻疲劳症状，然而，这些药物具有长期不良反应（如肌肉萎缩、肾上腺抑制、骨质疏松、免疫抑制等），这些不良反应限制了它们的长期使用。

④蔗糖铁、维生素 B_{12}、叶酸可有效改善合并贫血的癌症患者的疲劳感，使患者的活动耐力明显增强，精神好转。

2. 中医辨证论治

（1）肝郁脾虚型

主症：郁郁寡欢，思维迟缓，神疲乏力，胃脘痞胀，腹满胁痛，大便秘结或溏泄、舌淡红，苔薄白或微滑，脉弦。

治则：疏肝健脾。

方药参考：逍遥散加减。柴胡 12 g，白芍 15 g，当归 15 g，白术 12 g，茯苓 12 g，淮小麦 30 g，炙甘草 6 g。

（2）脾虚湿盛型

主症：乏力懒动，头身困重，思维迟缓，胡思乱想，胃脘胀满，纳差，便溏或大便黏滞。舌淡，苔白腻，脉濡。

治则：健脾化湿。

方药参考：参苓白术散合香砂六君汤加减。党参 15 g，白术 12 g，茯苓 12 g，白扁豆 12 g，山药 15 g，桔梗 9 g，芡实 12 g，半夏 9 g，陈皮 12 g，砂仁 6 g，木香 6 g，薏苡仁 30 g，莲子 12 g，炙甘草 6 g。

（3）气阴两虚型

主症：眩晕乏力，消瘦，五心烦热，潮热盗汗，心烦鼻衄。舌淡红，剥脱苔或舌光无苔，脉细数。

治则：益气养阴。

方药参考：培元益气汤加减。黄芪 20 g，天冬、麦冬、浙贝母、红景天、沙参、防风、白芍、黄精、炙甘草、生白术、党参、桑白皮、灵芝、石斛、玉竹各 10 g。

（4）气血亏虚型

主症：心悸失眠，神疲懒言，语声低微，倦怠自汗，面色无华或萎黄，唇色淡白，爪甲苍白。舌淡白，苔薄白，脉细弱。

治则：补益气血。

方药参考：大补元煎加减。黄芪 30 g，人参 10 g，山药 15 g，熟地黄 15 g，杜仲 15 g，当归 15 g，山茱萸 15 g，枸杞 15 g，升麻 10 g，鹿角胶 10 g。

（5）阴阳两虚型

主症：腰膝酸软，精神萎靡，水肿，口干咽燥，潮热盗汗，或畏寒怕冷，泻下完谷不化。舌质淡红或白润，脉细弱或沉微。

治则：补肾滋阴，填精养血。

方药参考：补髓生血汤加减。熟地黄 20 g，生地黄 20 g，山茱萸 12 g，枸杞子 15 g，淫羊藿 12 g，巴戟天 20 g，人参 15 g，黄芪 20 g，鹿角胶 10 g，丹参 10 g，鸡血藤 15 g，白花蛇舌草 12 g，猪苓 15 g。

第五节 恶性胸腔积液

恶性胸腔积液是常见的恶性肿瘤并发症，通常由肿瘤细胞、炎性细胞和脉管系统相互作用形成，随着癌症发病率的增加，其发病率也在增加。恶性胸腔积液是渗出性胸腔积液的最常见原因之一，常表现为单侧大量胸腔积

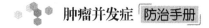

液，10%～13%的恶性胸腔积液是双侧的。恶性胸腔积液常继发于肺癌、乳腺癌、淋巴瘤、卵巢癌等恶性肿瘤的胸膜转移，肺癌是最常见原因，约占恶性胸腔积液的一半以上，其中腺癌最为多见。而恶性胸膜间皮瘤则是最常见的原发性胸膜恶性肿瘤，80%～95%的恶性胸膜间皮瘤患者以大量胸腔积液起病。在恶性肿瘤中，胸腔积液的出现提示患者预后较差，平均生存期为3～12个月，具体生存期取决于恶性肿瘤的类型和并发症。

一、发病机制

1. 西医病因病理

正常胸膜腔中含有约 0.26 mL/kg 的液体，在胸膜腔内起到一定的润滑作用。恶性胸腔积液的发病机制尚不完全清楚，常见机制如下。

①肿瘤细胞通过血行或淋巴扩散阻断淋巴引流。55%～60%患有胸膜转移或淋巴转移的癌症患者出现恶性胸腔积液。

②肿瘤－宿主细胞相互作用导致胸膜分泌过多细胞因子，从而影响血管的高渗透性。可分为三类：第一类细胞因子刺激胸膜炎症产生（如 IL-2、TNF 和 INF）；第二类细胞因子刺激肿瘤血管生成（如血管生成素 1、血管生成素 2）；第三类细胞因子影响血管高渗透性（如血管内皮生长因子、基质金属蛋白酶、趋化因子配体 2、骨桥蛋白等）。

③研究表明，类胰蛋白酶 $\alpha/\beta1$ 和 IL-1β 增加肺血管的通透性并诱导 NF-κB 转录因子，促进体液积聚和肿瘤生长。

95%恶性胸腔积液是由胸膜腔转移引起的，70%～77%在组织学上被归类为腺癌。

2. 中医病因病机

恶性胸腔积液可归属于中医的"悬饮"支饮""癖饮"等范畴。《金匮要略·痰饮咳嗽病脉证并治》言："饮后水流在胁下，咳唾引痛，谓之悬饮。"恶性胸腔积液多因癌毒等秽浊之邪，损伤肺、脾、肾三脏之气，肺、脾、肾脏腑功能失调，致肺宣化通调失司、水道不通，脾运化水湿无权，肾气化开阖不利，三焦气化失司，水液停积，留于胸胁，发为胸腔积液。可见肺、脾、肾脏腑的功能失调对悬饮的形成有着密切的关系。论其病理性质，则总属阳虚阴盛，输化失调，因虚致实，水液停聚为患。中阳素虚、脏气不足，实是发病的内在病理基础。因水为阴类，非阳不运，若阳气虚衰、气不化津，则阴邪偏胜、寒饮内停。

二、临床表现

恶性胸腔积液的症状与胸腔积液产生的速度和积液量的多少有关，15%～25% 的恶性胸腔积液患者早期可无症状，呼吸困难是最常见的症状，也可能表现为咳嗽、胸痛（尤其是恶性胸膜间皮瘤）、活动受限和体质症状，如体重减轻、不适和进行性消瘦，还可伴有贫血和低蛋白血症等症状。

三、诊断标准

1. 影像学检查

①胸部 X 线：侧位可显示量少至 50 mL 的积液，后前位可显示 100～200 mL 的积液。80% 的呼吸困难患者在胸部 X 线显示中至重度胸腔积液，10% 的呼吸困难患者胸腔积液体积小于 500 mL。

②胸部超声：可以通过胸部超声检测胸腔积液，帮助识别胸膜转移和评估胸膜的厚度，其比胸部 X 线更敏感。高频超声可以准确地评估积液量情况，也有助于指导胸腔穿刺术和胸管的放置，最大限度地减少胸腔穿刺术中的并发症。

③胸部 CT：显示的胸膜结节、胸膜增厚、病变突入胸膜外的脂肪间隙等征象对恶性胸腔积液的诊断有一定的价值，CT 增强扫描有助于区分良恶性胸膜疾病。

④PET-CT：恶性疾病分期中常通过测量氟脱氧葡萄糖摄取。PET-CT 评分可能是区分恶性和良性积液的有用工具，该评分 4 分的临界值对检测恶性胸腔积液的敏感性为 95%。

2. 胸腔穿刺术

胸腔穿刺术既是治疗性的，又是诊断性的，是诊治恶性胸腔积液的一项常用操作。对胸腔穿刺液进行白细胞计数、蛋白质、乳酸脱氢酶、pH、革兰氏染色、肿瘤标志物、细胞学和微生物的检查可以协助胸腔积液的诊治。其中，胸腔积液细胞学检查是最常用的诊断方法，在胸腔积液标本沉淀中发现具有明显异形性的肿瘤细胞是判断恶性胸腔积液的"金标准"。

3. 胸膜活检

25% 的患者中，在最初的胸腔穿刺液分析后仍未确诊胸腔积液的患者应采用侵入性方法。传统的经皮胸膜切除术使用 Abrams 针进行活检，对恶性肿瘤的诊断率为 50%，但并发症发生率较高。

4. CT、超声引导活检

CT 或超声引导的活检可用于收集胸膜组织进行诊断。研究表明诊断恶性胸腔积液的灵敏度为 76%～88%，特异性高达 100%。

四、治疗方法

1. 西医治疗

（1）治疗原发肿瘤

研究证明，对于淋巴瘤、小细胞肺癌、生殖细胞肿瘤和前列腺癌、卵巢癌继发的恶性胸腔积液，通过化疗、靶向、免疫治疗原发病，可以控制肿瘤进展，减少恶性胸腔积液的产生。当纵隔受累时，放疗可能会带来一些益处。对已证实或疑似恶性胸膜间皮瘤的部位进行预防性放疗可避免恶性胸腔积液的发生。

（2）胸腔穿刺术和胸腔置管术

胸腔穿刺术放液简单、安全，通过放液可以显著改善恶性胸腔积液引起的呼吸困难及运动耐量下降。恶性胸腔积液在初次穿刺放液后两周内易出现复发，反复穿刺可能造成胸膜粘连。对于预期生存期较长的患者，推荐置入引流管，即在胸腔穿刺的基础上，将引流管置入胸腔外接引流袋间断引流胸腔积液，有利于后续胸腔内局部注药。但反复引流会导致大量蛋白质的丢失，促使恶病质形成，需监测血常规及蛋白质变化，加强营养。

（3）胸膜固定术

胸膜固定术是一种将硬化剂注入胸膜腔，促进炎症反应以消除，从而防止积液产生的治疗方式。国内常使用的胸膜固定术药物有化疗药物（注射用顺铂、阿霉素、吉西他滨、博来霉素等）、碘酊、生物调节剂、中药等。

（4）手术

可用于恶性胸膜间皮瘤的治疗，手术病死率为 10%～19%。

2. 中医辨证论治

（1）饮停胸胁型

主症：咳嗽气喘，息促不能平卧，甚或咳唾引痛，患侧肋间胀满，甚则可见患侧胸廓隆起。舌淡，苔白腻，脉沉弦或弦滑。

治则：利水行气化痰。

方药参考：葶苈大枣泻肺汤加减。葶苈子 15 g，大枣 10 枚，炙甘草 6 g，白花蛇舌草 30 g，泽漆 10 g，法半夏 10 g，桂枝 10 g，炒白术 15 g，茯苓 15 g，生黄芪 20 g。

（2）气郁痰阻型

主症：咳唾引痛，咳痰不爽，胸闷，胸胁胀满，气短，呼吸不畅，转侧疼痛加重，大便黏腻。舌苔薄白或薄黄，脉弦。

治则：疏肝通络。

方药参考：香附旋覆花汤加减。香附、茯苓、生薏苡仁、葶苈子各 15 g，旋覆花、紫苏子、广陈皮、大枣、清半夏各 9 g。

（3）脾肾阳虚型

主症：咳嗽，咳稀白痰，胸闷喘促，动则尤甚，精神萎靡，畏寒肢冷，腹胀便溏。面色㿠白，舌淡苔薄白，脉沉细。

治则：温阳健脾。

方药参考：苓桂术甘汤加减。黄芪、白术、甘草、大枣、党参、山药各 15 g，厚朴、人参、淫羊藿、熟地黄、山萸肉、女贞子、菟丝子、牛膝、墨旱莲、苍术、谷芽各 9 g。

（4）阴虚内热型

主症：呛咳时作，咳吐少量黏痰，口干咽燥，或午后潮热，颧红，心烦，手足心热，盗汗，或伴胸胁闷痛，病久不复，形体消瘦。舌质偏红，少苔，脉细数。

治则：滋阴清热。

方药参考：沙参麦冬汤加减。沙参 10 g，麦冬 15 g，玉竹、天花粉、桑白皮、地骨皮各 10 g，甘草 6 g，鳖甲 10 g（先煎），川贝母 9 g，瓜蒌、枳壳、郁金各 10 g。

第六节　恶性心包积液

恶性心包积液是一种常见而严重的恶性肿瘤并发症。恶性肿瘤的起源包括实体瘤（肺癌、乳腺癌、食管癌、鳞状细胞癌、黑色素瘤、胸腺癌等）或血液系统恶性肿瘤（最常见的是白血病，非霍奇金淋巴瘤和霍奇金淋巴瘤），而原发性心包肿瘤不太常见。在某些情况下，心包积液可能是恶性肿瘤的第一表现。若恶性心包积液增加迅速，病程持续或复发，如果不及时对心包积液进行引流，则会出现心脏压塞导致患者死亡。因此，恶性心包积液的早期诊断对治疗和预后具有重要的意义。

一、发病机制

1. 西医病因病理

恶性肿瘤患者通过3种机制并发为心包积液：①恶性肿瘤转移或扩散，侵犯心肌或心包，导致患者静脉回流通道及淋巴通道受阻，心包积液量逐渐增加；②作为全身肿瘤治疗的并发症，即放疗、化疗或其组合，如蒽环类或环磷酰胺化疗药物与急性心包炎、心肌炎相关，这些并发症常发生在高剂量化疗方案中，并且风险是剂量依赖性的，而纵隔放疗会损坏心脏结构（瓣膜、心肌和冠状动脉），通常会导致心包积液的出现，这取决于患者的临床状况、照射方式和使用的剂量；③抗肿瘤治疗中的机会性感染导致的感染性心包积液可能是由不同病原体引起的机会性感染，如巨细胞病毒、细菌、结核、真菌感染或自身免疫缺陷引起的心包疾病。

2. 中医病因病机

恶心心包积液当属中医学"心胀""心痹""心水"范畴，《灵枢·胀论》云："心胀者，烦心短气，卧不安"，《素问·痹论》云："脉痹不已，复感于邪，内舍于心""心痹者，脉不通，烦则心下鼓，暴上气而喘"。《金匮要略·水气病脉证并治》指出："心水者，其人身重而少气，不得卧，烦而躁，其人阴肿"，《金匮要略·痰饮咳嗽病脉证并治》又云："水在心，心下坚筑，短气，恶水不欲饮……水停心下，甚者则悸，微者短气"，《中藏经》云："心有水气，则身肿不得卧，烦躁……"金代刘完素《河间六书》云："其肿，有短气，不得卧，为心水"。本病的发生，多因久病反复迁延耗伤心之体，或血脉瘀阻，心体失荣；或外邪留伏，中伤心体，气阳亏虚，进而加重心血瘀阻，脏腑失养，水液内聚，发为本病。病位在心，涉及肺、肝、脾、肾等脏。根本病机为心气不足、心阳亏虚。临床表现多为本虚标实、虚实夹杂之证。本虚有气虚、气阴两虚及阳虚；标实主要为血瘀、痰浊、水饮。

二、临床表现

恶性心包积液可导致胸部不适、呼吸困难、心动过速、低血压和心源性休克等。少量心包积液的患者可能有轻微的表现，大量心包积液的患者可能出现严重的血流动力学改变，如心脏压塞，危及患者生命。

三、诊断标准

1. 影像学

（1）心电图

恶性心包积液患者的心电图变化主要取决于心包脏层下的心肌损伤和心包积液的程度，可表现为窦性心动过速、全导联低电压、胸导联低电压及ST-T改变等，且其心电图异常的检出率显著高于良性心包积液患者。

（2）心脏CT

CT能清楚诊断肿瘤是否侵犯心包，对于局限性包裹性积液或伴有肺部病变的心包积液，优于超声检查。

（3）超声心动图

超声心动图在诊断心包积液疾病时具有比较高的敏感性及特异性，是当前最重要的一种诊断方式，通过超声心动图可以观察到心包实性弥漫性病灶和心包腔内积液的多少，以及心包膜形态的改变和心脏与肿块的关系。

2. 心包穿刺术

心包穿刺术可以通过多部位心包壁层活检得到较高的阳性检出率。

3. 心包积液检查

心包穿刺术和心包积液检查对于恶性心包疾病的明确诊断是必不可少的，一旦心包积液中查见癌细胞，则可确诊。但约2/3的已知恶性肿瘤患者中，心包积液是由炎症或感染（如放射性心包炎、化疗引起的心包炎或机会性感染）引起的，因此心包积液的培养、细胞学、腺苷脱氨酶及肿瘤标志物水平（癌胚抗原、糖类抗原125、糖类抗原15-3、糖类抗原19-9、糖类抗原72-4、细胞角蛋白19片段）等综合检测对心包积液有重要的诊断意义。

四、治疗方法

1. 西医治疗

（1）全身治疗

鉴别心包积液的性质、明确其产生原因尤为重要，肿瘤转移、进展所引起恶性心包积液，则需要全身抗肿瘤治疗。

（2）局部治疗

①出现大量心包积液或心脏压塞症状时，应立即行经皮心包穿刺抽液置

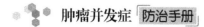

管引流术、心包开窗引流术或心包切开错位缝合术等引流积液。②心包腔内药物灌注治疗，包括化疗药物（铂类、紫杉醇等）、抗血管生成药物（重组人血管内皮抑制素）、硬化剂（四环素、博来霉素、丝裂霉素 C）、生物制剂（香菇多糖、IL-2）、中成药（苦参注射液）等。③局部热疗联合局部化疗，研究表明二者相结合的方式可以控制肺癌患者的恶性心包积液。

2. 中医辨证论治

肿瘤性心包积液是一种患者全身正气虚损，痰浊、水饮和瘀血蕴积于局部的病证，可表现为咳白色泡沫样痰，量多，呼吸急促不能平卧，心悸，尿少，双下肢水肿，神疲，纳少，舌质暗红，舌苔白滑，脉弦滑。

治则：温阳利水，益气活血。

方药参考：五苓散加味。白术 20 g，泽泻 20 g，猪苓 20 g，茯苓 15 g，桂枝 10 g，葶苈子 15 g，白芥子 15 g，桑白皮 20 g，大腹皮 15 g，牵牛子 15 g，枳壳 15 g。

第七节　恶性腹腔积液

恶性腹腔积液定义为含有癌细胞的液体在腹部聚集的情况，具有量大、顽固、反复出现的特点。其中，恶性腹腔积液常见于以下癌种：卵巢癌（37%）、胰胆管癌（21%）、胃癌（18%）、食管癌（4%）、结直肠癌（4%）和乳腺癌（3%）。接近 60% 的恶性腹腔积液患者会出现症状，包括腹部肿胀、腹痛、恶心、厌食、呕吐、疲劳。恶性腹腔积液在女性中更常见（男女比例分别为 67% 及 33%），可能是与卵巢癌的生物学因素相关。

一、发病机制

1. 西医病因病理

恶性腹腔积液的病因是多因素的。主要包括几个方面：①肿瘤血管通透性增加，腹腔液体被迫产生和释放是肿瘤发展的主要因素。对癌症的各种研究表明，壁腹膜有明显的新血管生成和糖蛋白的产生，这两者都是导致小血管通透性增加的原因。②血管内皮生长因子的作用。其在改变血管内皮通透性方面起着重要作用，它也是肿瘤血管不受控制地生长的原因。血管内皮生长因子通过连接受体血管通透性因子来起作用。肿瘤细胞中血管内皮生长因子高表达与恶性腹腔积液的形成密切相关。③基质金属蛋白酶的作用。基质金属蛋白酶主要是明胶酶和基质溶素－3，由肿瘤细胞产生，在癌症扩散过程中破坏组织基质；它们似乎也增加了血管通透性，从而形成腹腔积液。④淋巴管阻塞。腹腔内肿瘤的生长导致淋巴管完全阻塞，引起腹腔积液。⑤腹腔积液的增加会引起循环血容量的减少，从而激活肾素－血管紧张素－醛固酮系统和钠潴留。

2. 中医病因病机

恶性腹腔积液根据其临床表现属中医学"臌胀"（又名"鼓胀"）范畴，《灵枢·水胀》中早有记载："腹胀，身皆大，大与肤胀等也，色苍黄，腹筋起，此其候也"。其发生与肝、脾、肾三脏的功能受损有关，肝主疏泄，司藏血；脾居中焦，主运化水湿；肾居下焦，司开阖，调节全身水液代谢。肝病则疏泄不及，气滞血瘀，或肝气乘脾，脾病则运化失健，水湿内聚，土壅则木郁，以致肝脾俱病，病延日久，累及于肾，肾关开阖不利，水湿不化，气滞血瘀，水停腹中，则胀满越甚。病位主要在肝脾，久则及肾，基本病机是肝、脾、肾三脏功能受损，气滞血瘀，水停腹中。早期多属实，晚期多属虚，临床上往往表现为虚实夹杂。

二、临床表现

恶性腹腔积液在肿瘤晚期多见，具有反复出现、量大、不易控制的特点，严重时患者进食、消化功能和呼吸功能会受到影响，出现腹胀、腹痛、恶心、呕吐、胸闷、呼吸困难、踝关节水肿、乏力不能进食、电解质紊乱、排气排便减少等症状。体重的变化也很常见，这可能是由腹腔积液潴留而导致的体重增加，或与潜在的恶性疾病导致的体重减轻相关。

三、诊断标准

（1）体格检查表现

腹部膨隆，腹部压痛，移动性浊音阳性（1000 mL 以上），液波震颤（3000 mL 以上）。

（2）影像学检查

X 线、CT、MRI、超声检查在诊断原发性肿瘤时也能有效地检测腹腔积液。特别是超声检查可以在腹腔内检测到少至 100 mL 的液体。在接受超声检查的患者中，不能区分良性腹腔积液和恶性腹腔积液，但它可以同时检测实体瘤的存在。超声、CT 和 MRI 对肝转移癌及其他肝肿瘤的诊断均具有较

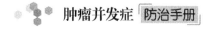

高的准确性，CT 和阴道超声对卵巢癌的诊断具有较高的准确性。

（3）腹腔穿刺及腹腔积液细胞学检查

腹腔积液可以是良性的，也可以是恶性的。恶性腹腔积液通常由诊断性穿刺术及腹腔积液细胞学检查来确诊。近 100% 的腹膜癌患者腹腔积液细胞学检查呈阳性。

四、治疗方法

1. 西医治疗

（1）利尿剂

虽然一些研究建议使用利尿剂作为恶性腹腔积液的一线治疗，但没有随机对照试验评估其在减少腹腔积液和症状改善方面的真正疗效。从广泛阅读文献综述来看，利尿剂治疗在癌症腹腔积液患者中的成功率不到 40%。

（2）腹腔穿刺抽液术或腹腔置管引流术

腹腔穿刺抽液术是治疗恶性腹腔积液最常用的方法，大约 90% 的患者症状可以获得暂时缓解。根据患者的情况和疾病的严重程度，可以调整引流量的多少。穿刺必须反复进行，并伴有多种风险，如内脏损伤、出血、漏液、败血症、低血压和肾损害。反复穿刺会导致疗效逐渐降低，潜在并发症也相应增加。研究表明，超声或 CT 引导下置管可以显著减少肠穿孔和腹部感染的发生。

（3）腹腔内化疗

腹腔内化疗的目标是达到腹膜腔内高浓度的药物，同时避免相同剂量的全身化疗的毒性。药物必须具有较高的分子量，以免它们进入体循环，同时在腹膜腔中保持活性。研究表明，卵巢癌是对局部腹腔化疗最敏感的。

（4）手术治疗

手术治疗很少使用，其早期死亡率和并发症发生率较高。

（5）全身和联合治疗

在癌症诊断时可能存在腹腔积液，根治性肿瘤细胞减灭术和全身化疗也可能减少恶性腹腔积液的产生，特别是化疗敏感性疾病如上皮性卵巢癌。

2. 中医辨证论治

（1）气滞湿阻型

主症：腹胀按之不坚，胁下胀满或疼痛，体倦乏力，神疲懒言，饮食减少，嗳气不适，小便短少。舌淡，苔白腻，脉弦。

治则：疏肝健脾。

方药参考：柴胡疏肝散加减。柴胡 12 g，芍药 9 g，枳壳 9 g，炙甘草 3 g，陈皮、川芎、香附各 6 g，茯苓 20 g，泽泻 30 g，白术 15 g。

（2）脾肾阳虚型

主症：腹大胀满不舒，面色苍黄，畏寒怕冷，手足冰凉，四肢水肿，食欲不振，小腹冷痛，腰膝酸软，小便短少不利。舌淡胖，脉沉细无力。

治则：温补脾肾，化气行水。

方药参考：附子理中丸合五苓散加减。附子 9 g，干姜 6 g，茯苓 20 g，桂枝 15 g，炒白术 10 g，猪苓 10 g，泽泻 20 g，车前子 20 g（包煎），炙甘草 6 g。

（3）痰湿内聚型

主症：腹大胀满，肢体困重，胸脘痞闷，食欲不振，恶心呕吐，怯寒懒动，大便溏。舌苔腻，脉缓滑。

治则：温中健脾，行气利水。

方药参考：实脾饮加减。炒白术、附子、干姜、甘草各 9 g，木瓜 10 g，大腹皮、茯苓各 20 g，厚朴、木香、草果各 6 g，泽泻 20 g，猪苓 10 g，黄芪 30 g。

（4）湿热蕴结型

主症：腹大坚满，脘腹撑急，烦热口苦，渴不欲饮，小便赤涩，大便秘结或溏。舌红，苔黄腻，脉弦数，或有面目肤色发黄。

治则：清热利湿，攻下逐水。

方药参考：中满分消丸加减。黄芩、黄连、知母、厚朴、枳壳、陈皮各 10 g，法半夏 9 g，茯苓、猪苓、泽泻、茵陈、滑石（包煎）各 20 g。

（5）肝脾血瘀型

主症：腹大坚满，脉络怒张，胁腹刺痛，面色黧黑，面颈胸臂有血痣，唇色紫褐，口渴，饮水不能下，大便色黑。舌质暗淡发紫，苔薄白腻，脉细涩。

治则：活血化瘀，行气利水。

方药参考：调营饮加减。当归、川芎、赤芍、莪术、延胡索各 10 g，大黄 6 g，瞿麦、槟榔、葶苈子、茯苓、桑白皮各 12 g。

（6）肝肾阴虚型

主症：腹大胀满，或见青筋暴露，面色晦暗，唇紫，口燥，心烦，失

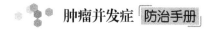
眠，牙宣出血，鼻时衄血，小便短少。舌红，苔少，脉细数。

治则：滋养肝肾，凉血化瘀。

方药参考：六味地黄汤合膈下逐瘀汤加减。生地黄、山药、山萸肉、牡丹皮、赤芍各 10 g，泽泻、茯苓、猪苓、白茅根、芦根各 20 g，当归、茜草、益母草、石斛、麦冬各 15 g。

第八节　恶性肿瘤性血栓

恶性肿瘤性血栓是恶性肿瘤相关的血栓形成，是恶性肿瘤患者死亡的第二大原因，仅次于恶性肿瘤本身。恶性肿瘤患者处于高凝状态，有发生恶性肿瘤性血栓的风险。恶性肿瘤患者静脉血栓栓塞的风险是非肿瘤患者的 4 ~ 7 倍。这种凝血障碍的发生与恶性肿瘤患者治疗相关的风险因素及特定的其他因素相关。评估恶性肿瘤患者血栓事件的风险并实施有效的预防和治疗非常重要。有效预防和治疗静脉血栓栓塞降低了发病率和死亡率，并提高了患者的生活质量。

一、发病机制

1. 西医病因病理

恶性肿瘤性血栓的相关病理生理机制尚未完全明确，目前将发病机制及危险因素分为以下 3 类。①患者相关因素：与患者相关的因素包括年龄较大、长期不动、既往有血栓形成、肥胖、白细胞计数和血小板计数升高史、急性感染和诸如心脏病的共病状况。②治疗相关因素：抗癌药物会增加血栓形成的风险，化疗药物如铂类、激素制剂等，生长因子（粒细胞集落刺激因子和红细胞生成刺激剂）和抗血管生成剂均会增加血栓形成的风险。同时，手术和使用中心静脉导管是与治疗相关的机械导管因素。③恶性肿瘤相关因素：研究已经证实胰腺、胃、卵巢、子宫、肺和肾脏的恶性肿瘤，血液系统恶性肿瘤和腺癌等具有血栓形成的高风险。此外，研究表明，晚期转移性肿瘤与局限性肿瘤相比，因其压迫或直接侵入大血管，是恶性肿瘤性血栓的危险因素。肿瘤细胞本身通过组织因子表达、炎性细胞因子和癌症促凝血表达相关的多种机制激活凝血。

2. 中医病因病机

恶性肿瘤性血栓于中医学而言属"肿胀""恶脉""瘀血流注"等范

畴，主因气血亏虚、阴寒凝聚所致，大部分恶性肿瘤患者全身气血阴阳不足、脏腑气血亏虚。正虚则无以抵抗邪气侵入，邪气损伤气血津液，日久邪气盛而正气衰或正气亏虚而邪气留滞，气虚则无以推动血液的运行，血液运行不畅则致血栓形成。

二、临床表现

恶性肿瘤性血栓的临床表现包括静脉血栓栓塞、非细菌性血栓性心内膜炎、动脉血栓形成和慢性弥散性血管内凝血。恶性肿瘤性血栓的发生率在不同的研究中差异很大，这取决于患者群体、随访的开始和持续时间，以及用于检测和监测血栓事件的方法。

（1）静脉血栓栓塞

是恶性肿瘤性血栓最常见的临床表现，包括深静脉血栓形成和肺栓塞。据报道，有4%~20%的癌症患者会出现这种情况。约20%有症状的深静脉血栓患者有已知的活动性恶性肿瘤。研究表明癌症患者比非癌症患者静脉血栓栓塞的风险高出4~7倍。肢体深静脉血栓形成表现为肢体疼痛、肿胀。

（2）非细菌性血栓性心内膜炎

关于病因，恶性肿瘤是最常见的风险因子，发病率为40%~85%。其可以发生在心脏中的任何瓣膜，但二尖瓣和主动脉瓣最常受累。

（3）动脉血栓形成

常见于恶性肿瘤患者的四肢、肺动脉和脑动脉。动脉血栓形成的发病率占所有血栓并发症的10%~30%。常见动脉血栓形成的原发性肿瘤部位为肺（17%）、胰腺（10%）、结直肠（8%）、肾脏（8%）和前列腺（7%）。肺动脉栓塞主要表现为呼吸困难及气短、胸痛、烦躁不安等。

（4）慢性弥散性血管内凝血

可表现为皮肤、黏膜出现紫斑或大块瘀斑，或者内脏器官出血，往往危及生命。

三、诊断标准

1. 血液指标

血液指标包括凝血酶原时间、活化部分凝血酶原时间、纤维蛋白原水平、D－二聚体水平、血小板。其中D－二聚体的价值不容忽视。在急性深静脉血栓形成、肺栓塞的情况下，D－二聚体很少处于正常水平。

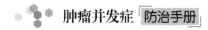

2. 影像学检查

（1）静脉多普勒超声检查是诊断下肢静脉血栓的主要手段之一。

（2）计算机体层成像血管造影是螺旋 CT 的一项特殊应用，临床上肺、肾、脑血管病的诊断多选用计算机体层成像血管造影。作为诊断肺栓塞的首选成像方法，它能够间接评价肺血管。

（3）静脉造影是深静脉血栓形成诊断的"金标准"。

四、治疗方法

1. 西医治疗

恶性肿瘤性血栓的治疗和预防目标是降低死亡率和发病率，提高患者的生活质量。

（1）抗凝治疗

无禁忌者，首先给予抗凝治疗：①在恶性肿瘤性血栓诊断后的前 3 个月，低分子肝素是首选的抗凝剂，对于活动性肿瘤或持续高危患者，可考虑长期抗凝治疗。②通常口服华法林用于急性呼吸综合征的长期管理和二级预防的抗凝治疗，使用华法林维持治疗的患者，应监测国际标准化比值，该值不低于 2。③新型口服抗凝剂——Xa 因子抑制剂（如阿哌沙班、艾多沙班、利伐沙班和贝曲沙班）和直接凝血酶抑制剂（如达比加群酯）是治疗癌症患者静脉血栓栓塞的口服药物，尤其是在预防复发方面更有效。

（2）溶栓治疗

溶栓治疗肺栓塞时，只适用于两叶肺以上大面积栓塞并出现休克或低血压患者，或次大面积肺栓塞患者合并右心功能障碍或右心功能不全时。对于深静脉血栓的患者溶栓指征为发病 24～72 小时广泛的髂静脉、股静脉血栓形成。

2. 中医辨证论治

（1）气滞血瘀型

主症：患肢肿胀疼痛，步履沉重无力，活动艰难。局部皮肤暗紫，情志抑郁，善太息，时有胸胁胀闷，纳差，嗳气，小便不利，腹胀便溏。舌暗红或有瘀斑，苔薄白，脉细或涩，趺阳脉搏动减弱或消失。

治则：活血化瘀，健脾利水。

方药参考：血府逐瘀汤加减。桃仁 12 g，红花、当归、生地黄、川芎、赤芍、川牛膝、桔梗各 10 g，柴胡、枳壳、甘草各 9 g。

（2）脉络湿热型

主症：患肢突然肿胀疼痛，皮色暗红，皮温升高，或出现畏寒发热。舌质淡紫，或有瘀点、瘀斑，舌体胖，苔黄腻，脉滑数或弦数。

治则：清热利湿，活血化瘀。

方药参考：四妙勇安汤加减。金银花 15 g，玄参 12 g，当归 15 g，甘草 12 g，桃仁 12 g，红花 9 g，川芎 5 g，赤芍 6 g，川牛膝 9 g 等。

（3）痰浊阻络型

主症：患肢肢冷发麻，遇冷加重，肤色苍白冰冷，活动后疼痛加剧，乏力，夜寐欠安，纳差，小便不利，大便溏。舌淡胖，边见齿痕，苔薄白，脉沉细。

治则：化痰利湿，活血化瘀。

方药参考：二陈汤和三仁汤加减。太子参、黄芪、薏苡仁各 30 g，杏仁、白豆蔻、白术、茯苓、陈皮、木瓜、川牛膝、莪术各 10 g，生麦芽、枳壳、青皮各 9 g，白花蛇舌草 12 g。

（4）瘀阻痰结型

主症：精疲神倦，胸闷如窒而痛，或痛引肩背，气短喘促，咳嗽咳痰，痰多，无咯血等不适。舌暗，苔浊腻，脉滑。

治则：通阳泄浊，豁痰开结。

方药参考：瓜蒌薤白半夏汤合茯苓桂枝白术甘草汤加减。瓜蒌、薤白、陈皮、茯苓、桂枝、炒白术、炙甘草各 10 g，姜半夏 9 g，猫爪草、川芎、五指毛桃各 12 g，桃仁 6 g。

第九节　上腔静脉阻塞综合征

上腔静脉阻塞综合征（superior vena cava syndrome，SVCS）是各种原因引起的完全或不完全性上腔静脉及其主要属支回流受阻所致的一组临床综合征。60%～90% 的病例是由恶性肿瘤引起的，尤其是肺癌和淋巴瘤，肺癌与非霍奇金淋巴瘤占恶性肿瘤相关 SVCS 的 85%～90%，其中小细胞肺癌，因其极易累及纵隔且快速发展，SVCS 的发病率更高，接近 10%。非霍奇金淋巴瘤 SVCS 的发病率为 2%～4%。

一、发病机制

1. 西医病因病理

上腔静脉由左右头臂静脉汇合到右心房，长 6~8 cm，末端 2 cm 包裹在心包内，是收集从头部、手臂和上半身静脉回流到心脏的血液的主要血管。恶性肿瘤中上腔静脉受压通常是由中或前纵隔、右侧气管旁或气管前淋巴结及肿瘤从右上叶支气管延伸导致，随着肿瘤的增加并产生上腔静脉压迫，静脉血流的阻力增加，然后通过可能发展的副血管。常见的副血管包括奇静脉、肋间静脉、纵隔静脉、椎旁静脉、半奇静脉、胸上腹静脉、乳内静脉、胸肩峰静脉和胸前壁静脉。上腔静脉阻塞的严重程度取决于上腔静脉受压迫及堵塞的程度。

2. 中医病因病机

中医将本病归于"悬饮""支饮""水肿""喘证"等范畴。癌毒日久，肺、脾、肾三脏虚损，致水液不化，湿凝为痰，侵袭脉络，血行不畅，血脉瘀阻。瘀血停滞，气滞不行，津聚不散，则导致水肿进一步加重。如此则形成恶性循环，导致水瘀互结之证。同时，上腔静脉管腔狭窄致血流缓慢，血运迟缓，津液凝聚为痰，痰瘀互结，气血失畅，导致上焦气血瘀阻，最终致水饮、瘀血、痰浊搏结于上焦，脉络不通，发为本病。

二、临床表现

SVCS 的临床体征和症状因上腔静脉的阻塞程度、阻塞发生的速度及侧支循环的存在与否而异。随着时间的推移，逐渐发展的上腔静脉阻塞综合征会导致水肿和静脉充血的细微症状，而快速发作的 SVCS 可能导致剧烈且潜在的危及生命的表现。

（1）SVCS 的症状

最常见的是呼吸困难（63%）、头部胀感（50%）和咳嗽（24%）。其他症状包括头晕、头痛、昏厥、警觉性下降、视觉变化、吞咽困难、声音嘶哑和嗜睡等。大多数症状在身体向前弯曲或仰卧时而加重，直立几个小时后症状逐渐消退，因此许多患者被迫直立睡眠。一旦出现喉水肿，则会引起呼吸窘迫和喘鸣，危及生命。而门静脉高压症继发的脑水肿可导致头晕、晕厥、精神状态改变，最终导致昏迷、癫痫发作和死亡。

（2）SVCS 的体征

包括面部、颈部和手臂的肿胀；眶周水肿，面部或脸颊发红（过多）；面部、颈部、上胸部、眼睑和右臂的皮肤静脉曲张；一些女性患者可能会出现乳房肿胀；血压的不一致，上肢的血压通常较高，腿部的血压通常较低；约 17% 的 SVCS 患者静脉受损，可引起壁胸膜引流障碍或继发于恶性肿瘤的渗出性积液而出现右侧胸腔积液。

三、诊断标准

1. 病理学检查

对导致 SVCS 的潜在恶性肿瘤进行明确的组织病理学诊断。

2. 影像学检查

包括胸部 X 线、增强计算机体层扫描、超声、数字减影血管造影。影像学起着至关重要的作用，它可以区分 SVCS 的原因是纵隔肿块或管腔内血栓，指导选择最佳治疗方案。

（1）胸部 X 线

可显示纵隔增宽、胸腔积液、肺部肿块等间接征象。

（2）增强计算机体层扫描

可以定义静脉阻塞的程度，显示侧支静脉通路，以及区分上腔静脉阻塞的原因（外源性压迫与血栓形成），还可以显示纵隔肿块、肺部肿块和淋巴结肿大等邻近的组织情况，是最有临床意义的检查。

（3）血管超声

上肢的血管超声可以检测锁骨下静脉、腋静脉和头臂静脉的情况，还可以用于超声引导下的血管内治疗及静脉造影。

（4）数字减影血管造影

是诊断 SVCS 的"金标准"。可以清楚地显示腔内有无异常结构及侧支循环形成、血管形态、走行、血管壁的光滑度。数字减影血管造影一般不单纯用来诊断 SVCS，而是作为 SVCS 介入治疗的评估检查。

四、治疗方法

1. 西医治疗

上腔静脉阻塞综合征的治疗取决于上腔静脉阻塞的病因、症状的严重程度。当上腔静脉阻塞综合征急性发展时，治疗的目标是迅速缓解阻塞症状。

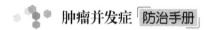
（1）床头抬高和吸氧

在肿瘤组织诊断和初步治疗前帮助减少静脉淤血和呼吸困难。

（2）药物

利尿剂和糖皮质激素，用于 SVCS 的初始治疗以减轻肿胀和炎症。利尿剂的基本原理是减少静脉淤血；糖皮质激素类的基本原理是减轻水肿及炎症反应。

（3）放疗

放疗是 SVCS 的首选治疗方案，可以快速地缓解症状。大多数患者在开始放疗 3～4 天，静脉淤血及上肢水肿可以得到改善。

（4）化疗

对化疗敏感的恶性肿瘤，如小细胞肺癌和淋巴瘤，可以选择全身化疗。对于小细胞肺癌和淋巴瘤相关性 SVCS 患者，症状缓解的时间是 7～10 天，大多数情况下症状在 2 周内完全缓解。研究表明，放化疗联合治疗会更好地快速缓解小细胞肺癌相关的 SVCS 症状。

（5）手术治疗

SVCS 一般不推荐手术治疗，因为手术成功率低，并发症发病率较高。

（6）介入治疗

经皮放置金属血管内支架可以重新打开闭塞 90% 以上的上腔静脉，具有创伤小、并发症较少、疗效确切、缓解症状迅速等优势。介入治疗可以作为一种姑息性治疗手段，不能根治原发疾病。所以缓解 SVCS 相关症状的同时应重视原发疾病的治疗。

2. 中医辨证论治

（1）痰浊阻肺型

主症：头面部肿胀，上肢水肿，神疲乏力，气短，胸闷，咳白痰，纳差，便溏。舌苔白腻，脉滑。

治则：益气化痰散结。

方药参考：六君子汤加减。黄芪、党参、白术、茯苓各 15 g，葶苈子、桂枝、陈皮、浙贝母、姜半夏各 9 g，炙甘草 6 g。

（2）肺阴虚损型

主症：头痛，头面部肿胀，咳嗽咳痰，痰中带血，气短，声音嘶哑，上肢水肿，胸前瘀斑，纳差，神疲乏力，手足心热。舌暗少苔，脉细数。

治则：滋阴润燥。

方药参考：沙参麦冬汤加减。北沙参、玉竹、麦冬、白扁豆、天花粉各15 g，仙鹤草、益母草、茜草各12 g，石斛、太子参、桑叶、芦根、白茅根各10 g，生甘草6 g。

（3）气虚血瘀型

主症：神疲乏力，面色晦暗，头面部肿胀，咳嗽，气短，头晕，心悸，上肢水肿，胸前瘀斑，胸痛，纳差。舌暗淡，苔薄白，脉细或涩。

治则：补气活血通络。

方药参考：补阳还五汤加减。生黄芪、仙鹤草各30 g，当归尾、赤芍、茜草各15 g，地龙、川芎、桃仁各10 g，三棱、莪术、红花各6 g。

（4）脾气亏虚型

主症：面颈部水肿，脘腹痞满，纳差便溏，面色萎黄，疲乏无力。舌淡苔白腻，脉细弱。

治则：益气健脾，利水消肿。

方药参考：防己黄芪汤加减。汉防己15 g，黄芪15 g，炒苍术12 g，炒白术15 g，防风9 g，猪苓15 g，茯苓18 g，陈皮15 g，芡实30 g，丹参9 g。

第十节　恶性脊髓压迫症

恶性脊髓压迫症（malignant spinal cord compression，MSCC）是恶性肿瘤最严重的并发症之一，是恶性肿瘤转移至脊柱或硬膜外腔对脊髓或马尾神经压迫的结果，发生于2.5%～5%的癌症患者，不仅严重影响患者的生存质量，也将显著缩短其生存期。为防止不可逆的神经损伤、治疗疼痛和保持患者的活动能力，及时识别和治疗MSCC是非常必要的。MSCC常见于前列腺癌、乳腺癌和肺癌（各占15%～20%）、非霍奇金淋巴瘤、多发性骨髓瘤、肾癌等恶性肿瘤。在儿童中，MSCC的病因和机制与成年人不同，常见于神经母细胞瘤、肉瘤、肾母细胞瘤、淋巴瘤，其中软组织肉瘤和骨肉瘤是最常见的肿瘤类型。MSCC侵犯最多的部位是胸椎（60%～78%），其次为腰椎（16%～33%）和颈椎（4%～15%）。

一、发病机制

1. 西医病因病理

恶性脊髓压迫症可分为硬膜内（髓内或髓外）或硬膜外。约95%的硬

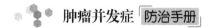

膜外病变要么是罕见的纯硬膜外病变，要么是起源于脊柱但转移到鞘囊及其内容物并导致其受压的病变。恶性脊髓压迫症主要有 3 种机制：①癌症扩散到脊柱的最常见方法是血源性，占病例的 85% 以上。癌组织生长引起的直接压力会威胁神经血管系统并损害骨骼完整性，导致脊柱塌陷。脊柱不稳定可能导致神经系统体征和症状。②原发性肿瘤的延伸同样导致椎体骨折，骨折嵌入椎管而压迫脊髓。③局部肿瘤可产生血管内皮生长因子、前列腺素 E2，引起局部脊髓血供下降，导致血管损伤、脊髓梗死，这通常是无法解决的。

2. 中医病因病机

按其临床表现可归属中医学"骨瘤""骨蚀""骨疽""骨痹""骨痿疮"等范畴。《灵枢·刺节真邪》曰："虚邪之入于身也深，寒与热相搏，久留而内著，寒胜其热，则骨疼肉枯。"中医学认为，恶性肿瘤属全身性疾病，其发病为内因、外因共同作用所致，内因为禀赋不足、肾精亏虚、劳倦内伤；外因多为寒湿、热毒之邪趁机入侵，气血凝滞，伤筋蚀骨，经络受阻。

二、临床表现

脊髓压迫症病程可分为 3 期，分别为根痛期、部分受压期和完全受压期。根痛期的症状主要表现为神经根痛。脊髓部分受压期的症状主要表现为脊髓半切综合征，即病变水平以下对侧 1~2 个节段以下痛觉、温度觉减退，甚至消失；同侧肢体触觉、深感觉、自主神经功能障碍、感觉共济失调等。脊髓完全受压期病变造成脊髓实质横贯性损害，病理改变不可逆，主要临床表现如下。

1. 四肢运动障碍

四肢运动障碍首先表现为四肢乏力、沉重，严重者可出现截瘫。症状取决于受压的脊髓平面：脊髓主干受压会出现共济失调、步态不稳、四肢肌力下降，以及受压脊髓平面以下感觉减退甚至消失；颈神经根受压，肩部及上肢会出现运动、反射的减退或消失；腰神经根受压，下肢会出现感觉障碍甚至活动不能；马尾神经受压会导致大小便感觉功能障碍。

2. 感觉障碍

神经系统病变或神经受压会引起感觉障碍。脊髓丘脑束受损会产生对侧躯体较病变水平低 2~3 个节段以下的痛觉、温度觉减退或消失，受压平面越高，症状越明显。严重者会出现压迫平面以下所有感觉的消失，这往往发生于脊髓横断性损害。脊髓半切综合征常见于单侧脊髓损害。

3. 反射异常

反射异常往往表现为病理征阳性，下肢肌张力增高，腱反射亢进，腹壁和提睾反射消失等改变。

4. 自主神经症状

病变水平以下可出现少汗、无汗、皮肤干燥及脱屑等症状。

三、诊断标准

（1）CT

这项技术可以诊断脊柱颈压迫和发现脊柱旁肿块。尽管通过 MRI 可以更好地评估软组织结构和脊髓。但是对于计划放疗的患者，CT 可以生成剂量计划。

（2）MRI 是诊断 MSCC 的"金标准"

MRI 的灵敏度为 93%，特异性为 97%，总体诊断准确率在 MSCC 检测中占 95%。其可以鉴别椎间盘塌陷的良性和转移性病因，总准确率为 98.2%。

（3）PET-CT

通过测量 18 氟脱氧葡萄糖摄取，作为 MSCC 的诊断工具。

四、治疗方法

1. 西医治疗

对于脊髓压迫症的治疗应尽快去除病因，可手术的患者及早进行手术治疗，此外，恶性肿瘤可酌情行放疗、化疗等治疗。急性脊髓压迫症应在起病6 小时内减压。瘫痪肢体应积极进行肢体康复训练，长期卧床者应积极预防压疮等并发症。

（1）糖皮质激素

皮质类固醇已经证明可以减少水肿，抑制炎症反应，稳定血管膜，并延缓脊髓神经功能缺损的发作，可以使恶性脊髓压迫症患者受益，但是至今尚无关于剂量用法和持续时间的明确指南。研究表明高剂量（约 100 mg）的地塞米松与低剂量（约 10 mg）的地塞米松相比，未见明显优势，每天给予在 16～100 mg 范围内的任何剂量的地塞米松都是合适的。地塞米松是最常

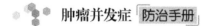

用的皮质类固醇，推荐以负荷剂量静脉给药，然后以较小剂量维持并逐渐减量。

（2）双膦酸盐类

通过抑制破骨细胞活性，抑制骨破坏的作用，减轻骨转移引起的疼痛，如氯屈膦酸、帕米膦酸、唑来膦酸、伊班膦酸等。

（3）放疗

研究表明，放疗可以改善脊柱受压程度，提高生活质量。分为外放射治疗（external beam radiation therapy，EBRT）、立体定向放射治疗（stereotacti radiotherapy，SRT）、调强适形放射治疗（intensity modulated radiation therapy，IMRT）、质子束远距离放射治疗等，通过减少肿瘤细胞的负荷，达到缓解神经压迫、防止神经损害的进展、缓解疼痛和防止局部复发的作用。它也可以作为一种控制疼痛的姑息性措施，并有助于控制剩余括约肌功能的丧失。许多患者接受放疗作为治疗的一部分。当出现以下情况时，可单独进行放疗：患者不适合做手术；涉及多个椎骨层面；广泛的脊椎受累；肿瘤对辐射敏感，如小细胞癌和骨髓瘤。

（4）外科手术

手术包括经皮或开放式椎弓根螺钉固定，通过椎体切除术或椎板切除术切除或不切除肿瘤。手术仍然是缓解脊椎压迫的最有效手段。手术适应证包括：①预期生存期大于 3 个月；②进行性神经功能缺损；③任何可接受减压固定手术的 MSCC 患者；④单个脊椎病变；⑤快速减压以防引起括约肌功能障碍。通过积极的外科手术可以提高患者生活质量。

2. 中医辨证论治

（1）肾阳亏虚，寒凝阻滞型

主症：肢体活动受限，皮色不变，畏寒肢冷，神疲乏力。舌淡暗，有瘀斑、瘀点，苔白润或白腻，脉细沉迟。

治则：温阳补肾，散寒通滞。

方药参考：阳和汤加减。熟地黄 30 g，鹿角胶 10 g（烊化），桂枝 12 g，白芥子 9 g，肉苁蓉 20 g，补骨脂、续断、杜仲各 10 g，炮姜 6 g，炙麻黄 9 g，乳香 6 g，没药 6 g，生甘草 6 g。

（2）气滞血瘀，夹痰内蕴型

主症：疼痛部位固定，持续时间长，夜间加重，面唇晦暗无泽，舌质紫暗或有瘀斑，苔白腻，脉弦细或细滑。

治则：祛瘀化痰，通络止痛。

方药参考：身痛逐瘀汤加减。川芎 10 g，当归 10 g，桃仁 10 g，红花 10 g，没药 6 g，香附 6 g，牛膝 6 g，地龙 6 g，秦艽 6 g，羌活 6 g，浙贝母 10 g，皂角刺 10 g，透骨草 10 g，炙甘草 6 g。

（3）气血两虚，瘀毒内结型

主症：气短懒言，神疲乏力，纳差食少，腰膝酸软，面色少华，自汗恶风。舌质淡或有瘀斑、瘀点，苔薄白，脉细弱。

治则：益气养血，解毒散结。

方药参考：八珍汤加减。党参 20 g，白术 20 g，茯苓 15 g，熟地黄 15 g，当归 10 g，川芎 10 g，白芍 15 g，陈皮 8 g，白花蛇舌草 30 g，半枝莲 15 g，续断 15 g，骨碎补 15 g，威灵仙 10 g，全蝎 5 g，炙甘草 6 g。

第十一节　恶性肠梗阻

肠梗阻指肠腔狭窄或闭塞，或肠蠕动受阻，可发生在肠道的任何节段，可以是部分或完全梗阻。恶性肠梗阻（malignant bowel obstruction，MBO）的概念已经被广泛认可。MBO 一般指由原发性或转移性恶性肿瘤造成的肠梗阻，广泛概念包括恶性肿瘤占位直接引起的机械性肠梗阻和肿瘤相关功能性肠梗阻，是消化道癌症患者常见的并发症。

一、发病机制

1. 西医病因病理

恶性肠梗阻的病理类型包括机械性肠梗阻和功能性肠梗阻两大类。机械性肠梗阻是 MBO 中最常见的一类病理类型，是由肿瘤侵犯肠道或腹腔肠系膜等引起肠腔狭窄导致。功能性肠梗阻，又称动力性肠梗阻，是由肿瘤浸润肠系膜、肠道肌肉、腹腔及肠道神经丛，导致肠运动障碍，以及由副癌综合征性神经病变（尤多见于肺癌患者）、慢性假性肠梗阻、副癌性假性肠梗阻和化疗药物神经毒性导致的麻痹性肠梗阻。

2. 中医病因病机

肠梗阻以腹痛、腹胀、呕吐、便秘为主要临床表现，当属中医学"关格""肠结""腹痛""积聚""反胃"范畴。根据临床表现可分为痞结、瘀结、疽结 3 期：早期为痞结，多为肠腑气机不利，滞塞不通，呈现痛、胀、

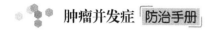
吐、闭 4 大症状；中期为瘀结，肠腑瘀血阻滞，痛有定处，胀无休止，甚至瘀积成块或血不归经，导致呕血、便血；后期为疽结，气滞血瘀进一步发展，郁久则化热生火，热与瘀血壅积不散，血肉腐败，热毒炽盛，邪实正虚，甚至正不克邪而产生亡阴亡阳之危象。

二、临床表现

腹部特征可见肠型、腹部压痛、肠鸣音亢进或消失。恶性肠梗阻常见症状包括恶心、呕吐、腹痛、腹胀、排便排气消失等。初始症状不明显，通常为间歇出现、可自行缓解的腹痛、恶心、呕吐或腹胀，可有排便或排气。疼痛是肠梗阻患者最常见的症状。梗阻位于空、回肠水平，通常疼痛位于脐周，剧烈且间歇期短。肠梗阻时患者可间歇出现便秘，肠道菌群致粪便液化也可出现腹泻。随着梗阻程度加重到完全肠梗阻，排气排便逐渐消失。

三、诊断标准

X 线检查是常用的诊断肠梗阻的检查方法，可以显示梗阻征象如肠管胀气扩大、有无气液平面，结合临床表现判断是否存在梗阻、梗阻的类型、梗阻平面及是否完全梗阻。在有条件的情况下可行腹部 CT 检查，评估梗阻情况及癌性病变的范围，为制定进一步治疗方案提供依据。

四、治疗方法

1. 西医治疗

（1）手术治疗

手术治疗仅适用于机械性梗阻和（或）肿瘤局限、部位单一的梗阻，以及有可能对进一步化疗及抗肿瘤治疗获益的患者。

（2）药物治疗

①镇痛药物：控制恶性肠梗阻引起的腹痛首选阿片类药物，遵循 WHO 提出的阶梯疼痛治疗指南实施规范化和个体化治疗。

②抗分泌药物：抗胆碱药物如氢溴酸东莨菪碱、山莨菪碱，为外周胆碱能抑制剂，可抑制胃肠道腺体的分泌，可引起口干、口渴、镇静等不适。

③生长抑素：可有效控制 MBO 的恶心、呕吐症状，其作用优于抗胆碱类药。

④镇吐药。促动力药物：代表药物为甲氧氯普胺，适用于肠梗阻早期、

不完全性梗阻。中枢镇吐药物：根据病情选择神经安定类药物或抗组胺药，如昂丹司琼、氟哌啶醇、氟哌利多、氯丙嗪和丙氯拉嗪等。

（3）其他治疗

①禁食、补液：恶性肠梗阻患者每天补液量必须权衡补液疗效和补液可能导致的不良反应。研究显示，每日肠外补液量＞1 L者，可显著减轻恶心症状。但是补液过多可能导致胃肠道分泌量增加，一般每日补液量为 1 ~ 1.5 L。

②全胃肠外营养：在恶性肠梗阻治疗中的作用仍存在争议。目前不推荐作为恶性肠梗阻的常规治疗，建议用于年轻、肿瘤生长缓慢、可能因为饥饿而不是肿瘤扩散导致死亡的患者。

③鼻胃管引流：仅推荐用于暂时性减少胃潴留。长期使用局限于应用药物及其他方式治疗症状不能有效缓解，又不适合进行胃造瘘的患者。

2. 中医辨证论治

（1）气滞血瘀型

主症：脘腹胀痛或刺痛，腹胀如鼓，饮入即吐，面色紫暗。舌质青紫或有瘀点、瘀斑，苔厚腻，脉细弦或细涩。

治则：行气化瘀。

方药参考：血府逐瘀汤合小承气汤加减。当归 20 g，生地黄 12 g，桃仁 10 g，红花 9 g，川牛膝 18 g，延胡索 15 g，川芎 9 g，赤芍 10 g，桔梗 6 g，柴胡 6 g，大黄 6 g（后下），枳实 15 g，厚朴 15 g。

（2）瘀毒热结型

主症：脘腹痞满，胀痛拒按，面红身热，小便短赤，严重者神昏谵妄，头痛干呕或吐血或吐出棕褐色物。舌红，苔黄燥起刺或焦黑燥裂，脉沉实。

治则：通腑泄热。

方药参考：大承气汤加减。大黄 10 g（后下），芒硝 9 g（冲服），枳实 15 g，厚朴 18 g，赤芍 15 g，莱菔子 15 g，冬瓜子 20 g，薏苡仁 30 g，蒲公英 30 g。

（3）气血亏虚型

主症：大便不通或秘结，或脘腹胀痛，面色㿠白，唇甲不华，心悸少寐，头晕目眩，神疲懒言。舌质淡，脉虚。

治则：补气养血通腑。

方药参考：黄龙汤加减。黄芪 30 g，大黄 9 g（后下），芒硝 6 g（冲

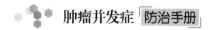

服），枳实15 g，厚朴15 g，甘草3 g，人参9 g，当归12 g，熟地黄9 g，川芎9 g。

第十二节　恶性消化道出血

消化道出血是恶性肿瘤常见的并发症之一，一旦出现该并发症，往往提示病情进展且预后不佳，临床上需要第一时间处理。根据出血部位的不同，消化道出血分为上消化道出血和下消化道出血。上消化道出血是指屈氏韧带以上的消化道（食管、胃、十二指肠、胰、胆、空肠等病变）引起的出血，屈氏韧带以下的消化道（大肠、小肠）的出血属于下消化道出血。

一、发病机制

1. 西医病因病理

（1）原发肿瘤所致的出血。恶性肿瘤相关的急性消化道出血主要原因为肿瘤性出血（占23.8%）。如胃癌患者的胃部肿瘤组织侵犯周围血管，导致血管破裂出血；原发性肝癌患者当病情进展至后期时，常常伴有门静脉血栓、食管－胃底静脉曲张，容易发生血管破裂出血。

（2）肿瘤治疗过程中相关药物及干预措施亦有可能导致消化道出血。抗肿瘤治疗（包括手术、化疗、放疗、靶向治疗、免疫治疗等）后，骨髓造血功能受抑制，导致血小板减少；或因为治疗后肝功能受损，导致肝脏合成的凝血因子减少，也会导致出血。

（3）酗酒、幽门螺杆菌感染及合并高血压均是终末期恶性肿瘤患者发生胃肠道出血的危险因素。

2. 中医病因病机

恶性肿瘤所致的消化道出血属中医学"血证"之"呕血""便血"的范畴。该病的病因包括体质因素、感受外邪、情志过极、酒食不节、劳倦过度、久病或大病等，其中恶性肿瘤属久病大病，缠绵难愈，药毒所伤，或气不摄血，或热灼血络，或久病入络，瘀血阻滞，血不归经，均可引起血证。从病性上看，火热之中又分实火和虚火，气虚之中又分单纯气虚和气损及阳致阳气虚衰。从病机变化上看，又常发生实证向虚证的转变。血证始为火邪偏亢者，若反复发作，阴分必伤，虚火内生；或火热伤络，反复发作不愈，出血既多，气亦不足，气虚阳衰，更难摄血。因此，在一定情况下，属实的火热之邪引起的反复不止的出血，可以导致阴虚和气虚的病理变化；而阴虚和气虚又是导致出血日久不愈和反复发作的原因。另外，出血之后，已离经脉而未排出体外的血液，蓄结而为瘀血，瘀血不去，新血不生，使出血反复难止。若呕血、便血不止，气随血脱可致亡阴、亡阳之脱证。

二、临床表现

1. 呕血

呕血一般出现在上消化道出血，颜色为鲜红色或咖啡色，颜色鲜红常提示存在活动性出血。

2. 黑便

黑便又称柏油样便，提示血液在肠道存留了较长时间，为血红蛋白中铁与肠内硫化物作用形成硫化铁所致。一般鲜血便常见于下消化道出血。

3. 贫血

慢性消化道出血患者常合并贫血，表现为头晕乏力、皮肤黏膜及甲床苍白等。

4. 休克

消化道大量出血时常发生急性外周循环衰竭，当出血量超过1000 mL且速度较快时，可引起头昏、心悸、出汗、口渴、晕厥、脉搏细速、脉压变小、血压下降，如果不及时治疗，进而出现皮肤湿冷、花斑、患者精神萎靡或烦躁，重者反应迟钝、意识模糊，危及生命。

①起初表现：头晕乏力，心悸出汗，恶心，晕厥。

②休克早期：呼吸增快，脉压下降，血压正常。

③休克期：症状进一步加重，皮肤厥冷苍白，意识障碍，尿量下降。

三、诊断标准

最常用的辅助检查手段是胃镜和结肠镜，一般胃镜多能查明消化道出血的原因，是上消化道出血和下消化道出血的首选检查。内镜尽量在24~48小时完成，最好是24小时内，主要原因是某些疾病具有时间限制性，如急性糜烂性胃炎可在短时间内愈合而不留痕迹，血管异常多在出血期或出血前期才易于发现。当上消化道大量出血时，可先放置胃管注入生理盐水灌洗抽出积血，以减少对内镜视野的影响。以往对于小肠部位的出血，胃镜常难以到达，但现在已经广泛采用胶囊内镜，目前已是一线检查方法。但必须强调，使用胶囊内镜前要排除胃肠道的梗阻和狭窄，此外还可根据具体情况考虑使用小肠镜。除内镜之外，影像学检查也可提供重要的参考，尤其是出血量较小的病灶定位诊断。采用血管造影不仅可以判定出血部位，还可以及时进行动脉栓塞止血。而放射性核素显像可捕捉到敏感出血点（5 mL），对于反复慢性出血具有重要定位价值。此外，借助 CT、MRI、X 线对于伴有腹部包块、梗阻，以及不明原因性出血患者还可以判断有无肿瘤性疾病、胃肠憩室等。

四、治疗方法

1. 西医治疗

（1）对所有急性消化道出血的肿瘤患者，首先进行基础状况评估，根据是否存在休克（循环不稳定）采取相应的治疗策略。

（2）结合临床表现及相应检查，尽快明确出血位置，并对是否存在活动性出血进行进一步确认。在明确诊断的基础上，应经多学科诊疗模式综合评估患者情况，从而采取相应的抗休克、内科保守、内镜下止血、介入止血、外科干预等措施。

（3）对于经保守治疗获得有效止血的患者，可经肿瘤多学科诊疗模式讨论以制定后续治疗决策。

（4）保守治疗未获得有效止血，且具备手术条件的患者，应争取根治性肿瘤切除术。

2. 中医辨证论治

（1）胃热壅盛型

主症：吐血紫暗，甚则鲜红，常混有食物残渣，口臭，大便黑如漆，口干喜冷饮，胃脘胀闷灼痛。舌红苔黄，脉滑数。

治则：清胃泻火，化瘀止血。

方药参考：泻心汤合十灰散加减。大黄 9 g，当归 12 g，白芍 15 g，大蓟 15 g，小蓟 15 g，侧柏叶 12 g，白茅根 15 g，茜草 12 g，栀子 12 g，甘草 6 g。

（2）肝火犯胃型

主症：吐血鲜红或紫暗，口苦目赤，胸胁胀痛，心烦易怒，寐少梦多。舌质红绛，苔黄，脉弦数。

治则：泄肝清胃，凉血止血。

方药参考：龙胆泻肝汤合左金丸加减。黄连 15 g，吴茱萸 5 g，青黛 5 g

（冲服），龙胆草 5 g，黄芩 10 g，栀子 12 g，泽泻 15 g，通草 15 g，车前子 12 g（包煎），当归 12 g，生地黄 20 g，柴胡 9 g，海螵蛸 20 g，白茅根 30 g，生甘草 6 g。

（3）脾不统血型

主症：吐血缠绵不止，时轻时重，血色暗淡，神疲乏力，心悸气短，大便漆黑稀溏，面色苍白。舌淡红，苔薄白，脉细弱。

治则：益气健脾，养血止血。

方药参考：归脾汤加减。黄芪 15 g，人参 15 g（另煎），白术 15 g，茯苓 15 g，当归 12 g，炙甘草 6 g，白及 12 g，仙鹤草 15 g，海螵蛸 15 g。

（4）肠道湿热型

主症：便血色红黏稠，大便不畅或稀溏，或有腹痛，口苦。舌红，苔黄腻，脉濡数。

治则：清热化湿，凉血止血。

方药参考：地榆散合槐角丸加减。地榆 15 g，茜草 9 g，槐花 12 g，防风 6 g，侧柏叶 12 g，荆芥穗 15 g，枳壳 9 g，当归 12 g，白芍 12 g，茯苓 15 g。

（5）脾胃虚寒型

主症：便血稀薄紫暗，甚则黑色，腹部隐痛，喜暖喜按，面色㿠白，少气懒言。舌淡白，脉细弱。

治则：温中健脾，养血止血。

方药参考：黄土汤加减。灶心黄土 60 g（先煎取汁去药），炮姜 12 g，阿胶 12 g，黄芩 15 g，生地黄 15 g，炒白术 9 g，炮附子 6 g（久煎），炙甘草 6 g，五味子 15 g。

（6）气随血脱型

主症：吐血量大，大便溏黑甚则紫暗，面色苍白，大汗淋漓，四肢厥冷，眩晕心悸，烦躁口干，神志恍惚，甚或昏迷。舌淡红，脉细数无力或脉微细。

治则：益气摄血，回阳固脱。

方药参考：独参汤或四味回阳饮加减。人参 30 g，制附子 9 g，炙甘草 6 g，炮姜 15 g。

第十三节 副瘤综合征

副瘤综合征是指在某些恶性肿瘤患者体内，尚未出现肿瘤转移的情况下，即已影响远隔的器官，引起远隔器官功能障碍的疾病。影响神经系统产生的副瘤综合征，也称为神经系统副肿瘤综合征。它不是由原发肿瘤或转移灶直接侵犯该组织或器官引起，而是全身性癌肿的远隔效应，如肺癌、卵巢癌等可以出现表现为中枢神经系统的灰质炎性和神经退行性变的远隔效应。

一、发病机制

1. 西医病因病理

目前副瘤综合征的发病机制尚不完全清楚，一部分与自身免疫机制有关，另一部分为肿瘤释放激素或细胞因子引起的代谢异常，如异位抗利尿激素综合征、甲状旁腺激素相关蛋白导致的高钙血症，胰岛素样生长因子 2 引起的低血糖。

2. 中医病因病机

副瘤综合征属中医学"眩晕""痿证""虚劳""水肿"等范畴。病性多为本虚标实，与虚、痰、瘀、风等病理因素有关；病位在肝、脾、肾。恶性肿瘤耗损肝脾正气，脾失健运，聚生痰湿；肝虚生风，风善行而数变，风邪裹挟痰饮、瘀血、癌毒流窜经络，发为本病。清代沈金鳌《杂病源流犀烛》谓："痰之为物，流动不测，故其为害，上至巅顶，下至涌泉，随气升降，周身内外皆到，五脏六腑俱有。"怪病多痰，痰湿善于流动，是副瘤综合征的核心病理要素。

二、临床表现

1. 神经系统副肿瘤综合征

（1）小脑变性

副肿瘤性小脑变性最常见于小细胞肺癌、卵巢癌、乳腺癌、霍奇金淋巴瘤。特征症状为躯干和肢体共济失调、构音障碍、眼球震颤。通常起病为亚急性，在数周内进展到全小脑；也有急性的病例，在数日或数小时内迅速进展。

（2）兰伯特 - 伊顿肌无力综合征

兰伯特 - 伊顿肌无力综合征多见于小细胞肺癌。特征症状为肢体近端及躯干无力，病态疲劳；肌肉短暂用力收缩后肌力增强，持续用力后又下降；自主神经症状为口干、便秘、阳痿及出汗异常。大部分患者血清中含有电压门控钙通道抗体。

（3）重症肌无力

重症肌无力多见于胸腺癌，也可能与乳腺癌、肺癌、霍奇金淋巴瘤并发。临床上，有15%的重症肌无力患者属于副瘤综合征。特征为肌肉易疲劳，如眼肌无力、吞咽困难。重症肌无力常常在晨起或休息后症状减轻，下午或劳累后加重，"晨轻暮重"是其显著特点。

（4）副肿瘤性肌病

多发性肌炎与皮肌炎多见于肺癌、淋巴瘤、卵巢癌、消化道肿瘤。主要表现为肢体近端肌无力、吞咽困难、受累肌肉疼痛、肌张力下降、皮疹。

皮肌炎可能在肿瘤诊断数月甚至数年前出现，皮肤病变进展迅速。因此，皮肌炎患者应定期体检，筛查恶性肿瘤。

（5）斜视性眼阵挛 - 肌阵挛综合征

斜视性眼阵挛 - 肌阵挛综合征简称眼 - 肌阵挛，多发于小细胞肺癌、成神经细胞瘤、乳腺癌、卵巢癌。表现为与注视方向无关的双眼杂乱运动等眼球异常运动，睡眠时也会存在。与 Hu 抗体、Amphiphysin 抗体可能有关联。

2. 内分泌副肿瘤综合征

（1）抗利尿激素分泌失调综合征

抗利尿激素分泌失调综合征由抗利尿激素分泌失调或异位分泌导致，常见于小细胞肺癌。临床常并发血钠快速降低、低钠血症、低尿素氮、低尿酸血症，出现恶心、呕吐、精神失常，严重时会惊厥、昏迷甚至永久性脑损伤。

（2）高钙血症

高钙血症由肿瘤产生异位甲状旁腺激素或肿瘤骨转移导致，常见于多发性骨髓瘤、非小细胞肺癌、乳腺癌。全身及各系统均有症状表现，常见的有厌食、恶心、便秘、多尿、肌无力、癫痫、嗜睡、神志不清、心律失常、昏迷等。

（3）皮质醇增多症

皮质醇增多症为肿瘤分泌促肾上腺皮质激素所致，常见于小细胞肺癌和

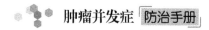

支气管类癌。临床表现类似糖皮质激素不良反应，如向心性肥胖、满月脸、高血压等。

（4）低血糖症

低血糖症由肿瘤分泌胰岛素类似物或肿瘤过度消耗葡萄糖导致，常见于恶性胸膜间皮瘤、神经纤维瘤、血管内皮瘤等。临床表现为出汗、饥饿、心悸等。

三、诊断标准

对疑似副瘤综合征患者的评估基于对副瘤综合征的识别、相关癌症的发现和副肿瘤相关抗体的检测。副瘤综合征可能影响中枢神经系统或周围神经系统，或两者都被影响。因此，副瘤综合征的症状和体征是多样的，但某些特征也是很常见的，症状的发作通常持续几天到几个月，如果不进行干预，可能会产生很高的致残率，中枢神经系统影像可能没有变化，脑脊液检查可能出现轻微的炎症症状。因此，诊断往往依赖于高度的临床怀疑及排除其他可能的病因。

四、治疗方法

1. 西医治疗

对于副瘤综合征尤其是神经症状，目前尚无特效疗法，主要以肿瘤治疗为主。对于其免疫应答机制的研究尚不全面，因此免疫调节疗法的效果有限。虽然副瘤综合征与肿瘤的进展并不一定同步，但具有副瘤综合征的患者大多能从有效的肿瘤治疗中获益。

2. 中医辨证论治

（1）风痰阻络型

主症：口眼歪斜，半身不遂，偏身麻木，腹胀，便干便秘，头晕目眩，咳痰或痰多。舌质暗红或暗淡，苔黄或黄腻，脉弦滑或偏瘫侧脉弦滑而大。

治则：祛风化痰通络。

方药参考：涤痰汤合牵正散加减。胆南星9 g，半夏9 g，枳实9 g，党参12 g，竹茹15 g，橘红12 g，茯苓15 g，石菖蒲12 g，白附子12 g，僵蚕6 g，全蝎6 g，甘草6 g。

（2）痰蒙清窍型

主症：眩晕头痛，头重如蒙，视物旋转，舌强言謇或不语，健忘，神昏嗜睡，胸闷作恶，呕吐痰涎，食少多寐。苔白腻，脉弦滑。

治则：化痰祛风。

方药参考：半夏白术天麻汤加减。半夏 9 g，天麻 10 g，茯苓 15 g，橘红 12 g，白术 15 g，石菖蒲 12 g，甘草 6 g。

（3）痰湿中阻型

主症：胃脘痞满，胸闷作恶，呕吐痰涎，呃逆，食欲下降，大便黏滞。舌质淡或淡红，苔白滑腻，脉濡或滑。

治则：燥湿化痰。

方药参考：二陈平胃散加减。半夏 9 g，茯苓 12 g，陈皮 12 g，苍术 12 g，厚朴 9 g，木香 9 g，香附 9 g，枳实 9 g，甘草 6 g。

（4）脾虚湿盛型

主症：肥胖，全身水肿，按之没指，小便短少，身体困重，胸闷腹胀，纳呆，泛恶。苔白腻，脉沉缓。起病较缓，病程较长。

治则：健脾化湿。

方药参考：防己黄芪汤合胃苓汤。黄芪 30 g，防己 15 g，白术、茯苓各 12 g，苍术、厚朴、陈皮各 12 g，桂枝 10 g，猪苓、泽泻各 9 g，甘草 6 g。

（5）脾胃气虚型

主症：疲劳乏力，肢体痿软，肌肉销铄，自汗，消瘦，食欲不振，纳差，便秘或便溏。舌淡，苔薄少，脉弱。

治则：健脾益气。

方药参考：补中益气汤加减。黄芪 30 g，白术 15 g，党参 15 g，当归 12 g，陈皮 12 g，升麻 6 g，柴胡 6 g，仙鹤草 30 g，甘草 6 g。

第十四节 肿瘤颅内转移

肿瘤转移是癌症治疗失败和患者死亡的主要原因，超过 90% 的癌症患者死于肿瘤转移，20% 癌症患者的肿瘤细胞最终扩散至脑部，形成脑转移瘤。在所有恶性肿瘤中，最容易转移至脑部的是肺癌、乳腺癌、黑色素瘤及消化道肿瘤。据统计，约 50% 肺癌患者，在疾病过程中会出现脑转移，其中未经治疗的脑转移患者的中位生存期为 1~2 个月，经过治疗的也仅有 6 个月左右，严重影响患者生活质量及生存期。

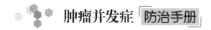

一、发病机制

1. 西医病因病理

大多数肿瘤细胞是通过血液途径向脑内转移，其中最多的是通过动脉系统；头颈部肿瘤可以直接浸润破坏颅底骨质、硬脑膜，或经颅底的孔隙进入颅内。脑转移瘤可发生于颅骨和硬脑膜、软脑膜和蛛网膜（癌性脑膜炎）、脑实质，脑实质内转移以大脑中动脉分布区如额叶和顶叶最常见。脑转移瘤是成年人最常见的脑肿瘤。

在肿瘤发生转移的过程中，为适应远处转移灶的微环境，肿瘤细胞会随之发生一系列的生物学特性上的变化，可将此过程归纳为以下5种模式：①肿瘤细胞直接发生转移形成远处转移灶，不发生形态改变；②肿瘤细胞转移至远处器官，部分适应微环境，再发生变化以更好适应；③肿瘤原发灶包含多种随机突变（包括具有转移特性的突变）的亚克隆细胞，直接转移至远处器官并形成转移灶；④肿瘤细胞在转移灶已形成的情况下，原发病灶部分肿瘤细胞可以出现某些改变并进入该转移灶；⑤在癌变过程的早期，部分异型性细胞可定植在远处器官，并产生突变，再增殖形成转移灶。不论这一过程是发生于肿瘤早期、原发灶内、转移灶内或是转移过程中，目的都是为了更好地适应远处器官的微环境。这种改变可以表现在DNA水平或表观遗传水平上，从而影响肿瘤细胞的表型变化。

2. 中医病因病机

根据临床症状，本病当属中医学"头痛""中风"范畴，中医认为脑为元神之府，脑为髓海，脑髓空虚，则痰瘀癌毒内侵。各种原因导致肾虚不能生精上充于脑是脑髓空虚的根本病因。脑瘤属本虚标实之证，以痰瘀癌毒阻滞脑窍局部为实，以肾虚、脑髓不足为本，脑瘤治疗始终都应贯穿益肾填精、补脑生髓的治则，所谓正盛邪自消，脑髓充足，癌毒自消。

二、临床表现

（1）颅内压增高症状

多为肿瘤压迫、脑水肿或脑积水所致，表现为头痛、恶心呕吐、视神经盘水肿等。

（2）局灶性症状

肿瘤或瘤周水肿压迫周围脑组织或脑神经，导致局灶性神经功能障碍，如单瘫、偏瘫和脑神经功能障碍等。

（3）脑卒中样症状

转移性黑色素瘤、绒毛膜癌、肾细胞癌等伴有瘤内出血，常常引起脑卒中样急性发病。

（4）癫痫发作或精神状态改变

如情绪低落、嗜睡、淡漠、蒙眬等。

三、诊断标准

（1）系统检查

包括 X 线、骨扫描；胸部、腹部 CT；腹部 B 超；女性患者应行乳腺、妇科检查；前列腺及甲状腺等部位检查；全身 PET-CT 检查。

（2）头颅 CT 和 MRI 检查

确定脑转移瘤的重要手段。CT 能发现转移瘤是否有出血、颅骨转移。增强 MRI 可以发现更多、更小的脑转移瘤，推荐作为确诊或除外脑转移瘤的首选影像检查方法。

四、治疗方法

1. 西医治疗

脑转移瘤的治疗方式包括手术、放疗、化疗、靶向治疗、免疫治疗及综合治疗等。

（1）手术治疗

单发脑转移瘤、转移瘤较大、有明显颅内压增高症状者；原发肿瘤诊断不明者；脑部肿瘤和脑原发性肿瘤不能鉴别者，考虑手术切除肿瘤，迅速降低颅内压，缓解颅内高压症状，明确病理诊断和基因改变情况，指导后续治疗。

（2）放疗

①放疗包括全脑放射治疗（whole brain radiotherapy，WBRT）、立体定向放射治疗（SRT）、调强适形放射治疗（IMRT）。对于颅内寡转移瘤，放疗首选 SRT。对于一般情况较好、颅外病灶控制好、预计生存期较长的脑转移瘤患者推荐 WBRT + 病灶同步推量的方式。常规剂量为 WBRT 40 Gy/20 f，病灶 60 Gy/20 f，脑干及重要结构（如视交叉、视神经等）予 50 Gy/20 f。对神经认知功能要求高的患者，可考虑采用单纯 SRT 治疗，或保护海马体

的 WBRT。对于一般情况较差、颅外病灶控制不好、预计生存期较短的脑转移瘤患者，可单纯行 WBRT，常规剂量为 30 Gy/10 f 或 37.5 Gy/15 f。②对 WBRT 敏感的肿瘤包括小细胞肺癌、生殖细胞瘤、淋巴瘤、白血病和多发性骨髓瘤等。其他肿瘤如肺大细胞癌和恶性黑色素瘤，对放疗不敏感。③术后辅助脑放疗尤其是来自肺的脑转移瘤切除后，术后辅助脑放疗可以减少复发，对生存期无明显影响。④多发性转移灶单病灶直径不超过 3 cm 者，考虑做伽玛刀或 X 刀。

（3）化疗

化疗可作为辅助治疗，但大多数化疗药物难以透过血脑屏障，单纯化疗对脑转移瘤治疗效果欠佳。

（4）靶向治疗

若原发肿瘤有靶向治疗，脑转移瘤也可以进行靶向治疗。例如奥希替尼对非小细胞肺癌，舒尼替尼对肾癌、黑色素瘤都有很好的疗效。拉帕替尼治疗乳腺癌脑转移瘤的初步结果未能达到预期的治疗效果。

（5）其他治疗药物

①抗癫痫药物有助于幕上肿瘤术后预防或治疗原有癫痫发作的患者，后颅凹肿瘤术后通常不需要；②激素有助于缓解脑水肿及由瘤周水肿引起的症状（如头痛），但症状的缓解效果不是长期的，而且长期使用激素可出现相关不良反应；③H2 受体拮抗剂如雷尼替丁，可预防和治疗上消化道溃疡。

（6）鞘内注射

鞘内局部药物注射也可以发挥治疗作用，是脑膜转移的重要治疗手段，对脑实质转移疗效不确切。常用的药物如氨甲蝶呤、阿糖胞苷等。

2. 中医辨证论治

（1）痰蒙清窍型

主症：头痛昏蒙，恶心呕吐，或伴有喉中痰鸣，身重肢倦，纳呆食少。舌胖，苔白腻，舌质暗淡，脉滑或弦滑。

治则：软坚散结，涤痰祛湿。

方药参考：半夏白术天麻汤合涤痰汤加减。半夏 9 g，天麻 10 g，白术 12 g，茯苓 15 g，陈皮 12 g，胆南星 9 g，川芎 9 g，石菖蒲 9 g，夏枯草 15 g，僵蚕 9 g，甘草 6 g。

（2）瘀血内阻型

主症：头痛剧烈，呈持续性或阵发性加剧，痛有定处，固定不移，面色晦暗，肢体偏瘫，大便干。舌质紫暗或有瘀点、瘀斑，舌底脉络色紫增粗，苔薄白，脉沉细。

治则：活血消肿，祛瘀化积。

方药参考：脑瘤饮合三棱煎丸。川芎 12 g，蜈蚣 3 g，枸杞 15 g，丹参 15 g，当归 12 g，远志 12 g，红花 9 g，桃仁 9 g，桔梗 6 g，浙贝母 15 g，三棱 15 g，莪术 15 g。

（3）肝胆火盛型

主症：头痛头胀，如锥如刺，烦躁易怒，呕吐频作，或呈喷射状，面红耳赤，口苦尿黄，大便干结。舌红，苔黄或白而干，脉弦数。

治则：泻火解毒，清肝散结。

方药参考：龙胆泻肝汤加减。龙胆草 6 g，黄芩 9 g，栀子 9 g，泽泻 12 g，木通 9 g，车前草 15 g，当归 9 g，生地黄 15 g，柴胡 12 g，生甘草 6 g，大黄 5 g（后下）。

（4）肝肾阴虚型

主症：头痛隐隐，时作时止，耳鸣眩晕，视物不清，肢体麻木，大便偏干，小便短赤。舌质红，少苔，脉细数或虚细。

治则：滋补肝肾，祛风通窍。

方药参考：杞菊地黄汤加减。生地黄 15 g，山药 15 g，山萸肉 15 g，茯苓 15 g，牡丹皮 12 g，泽泻 12 g，枸杞子 20 g，菊花 15 g，钩藤 20 g（后下），天麻 10 g，白芍 15 g。

第十五节　肿瘤骨转移与病理性骨折

肿瘤骨转移是指原发于某器官或组织的恶性肿瘤的癌细胞通过血液循环等途径游走、扩散、种植到某些部位的骨组织上所形成的继发性肿瘤。骨是恶性肿瘤比较常见的转移部位，常见于乳腺癌、肺癌、前列腺癌等。约70%的前列腺癌和乳腺癌患者伴有骨转移，约30%的肺癌患者伴有骨转移。骨转移部位多为中轴骨，特别是脊柱（87%）、骨盆（63%）和肋骨（77%）。

一、发病机制

1. 西医病因病理

癌细胞随血液循环到达骨髓，与成骨细胞、破骨细胞及骨髓基质细胞相

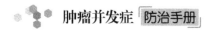

互作用，破坏骨质，释放各种生长因子，使癌细胞不断生长，形成转移灶。炎症因子也对肿瘤骨转移的发生发展起着重要的作用。骨转移可分为溶骨性、成骨性及混合性 3 类。溶骨性骨转移多来源于乳腺癌、肺癌和肾细胞癌，为骨溶解病变。成骨性骨转移多来源于前列腺癌及膀胱恶性肿瘤，为骨硬化病变。骨溶解和骨硬化均存在的为混合性，可见于乳腺癌等多个癌种。

2. 中医病因病机

中医学中并没有肿瘤骨转移的诊断，根据临床症状，将其归属于"骨瘤""骨疽""骨痹""骨蚀"等范畴。中医学认为，骨并非独立存在的，无论是在生理还是病理上，它都属于肾功能的范畴。中医理论明确提出肾藏精、主骨髓，《素问·宣明五气》也说"肾主骨"，说明骨的强弱与肾之精气的盛衰有着极大的联系。骨髓由肾精所化生，《素问·阴阳应象大论》指出"肾生骨髓"，髓藏于骨腔之中，以充养骨骼，所谓"肾充则髓实"。髓的生成，为"肾主骨"提供了物质基础。因为肾为"先天之本"，先天之本遭到损伤和破坏，加之先天禀赋不足；或康复期不注重保养；或过度劳累、久立伤骨；或饮食不节、过咸伤肾等诸多因素，才会导致骨转移的发生。《素问·痿论》曰："肾主身之骨髓。"因肾藏精，精能生髓，骨靠髓养，髓居骨中，肾主骨因，所以肾精充足，骨髓生化有源，骨骼得以滋养，便会强健有力，骨质坚韧，活动自如，从而抵制骨转移的发生；如果肾精亏虚，骨髓生化无源，骨骼失养，且被治疗和药物所伤，加之康复不当，便会发生骨转移的风险。

二、临床表现

骨转移灶骨重塑严重受到干扰，常常会导致骨骼相关疾病，称为骨相关不良事件，可并发骨痛、病理性骨折、高钙血症和脊髓压迫症等。

1. 骨痛

骨痛是恶性肿瘤骨转移最常见的症状，常表现为间歇性疼痛、夜间疼痛感，如果不进行系统化治疗，将会逐步转变为持续性疼痛。若肿瘤患者出现疼痛，同时伴有治疗抵抗性疼痛、6 周以上的连续疼痛、就寝时或安静时疼痛、发展性下肢脱力、知觉异常等特点时，需考虑是否发生骨转移。

2. 病理性骨折

病理性骨折是指在患者自身疾病基础上出现的骨骼强度降低，在没有外伤或轻微外力作用下导致的骨折。病理性骨折按照原发疾病的特点，可以分为以下 5 大类：①良、恶性肿瘤病理性骨折，主要是原发性、转移性恶性肿瘤所致的病理性骨折，是病理性骨折最常见的原因；②骨质疏松性骨折，由各种原因导致的骨质疏松，引起骨质脆性增加而发生骨折；③炎症性病理性骨折，如骨结核、类风湿导致的骨折；④瘤样破坏病理性骨折，如甲状旁腺功能亢进、血友病等导致的骨折；⑤其他疾病引起的骨折，如先天发育不良、药物等导致的骨折。

3. 高钙血症

肿瘤相关性高钙血症是肿瘤常见的代谢急症，是骨的钙代谢速度超过肾的钙排泄阈值所致，常见原因之一为肿瘤伴骨转移引起破骨活性强于成骨活性，而致钙溶解并释放入血。

其可分为溶骨性高钙血症、体液性高钙血症。溶骨性高钙血症为骨转移所致高钙血症，与肿瘤细胞直接破坏骨质有关；体液性高钙血症为无骨转移的高钙血症，是由多种不同的体液机制如甲状旁腺激素或甲状旁腺激素样物质、前列腺素、破骨细胞激活因子等所介导。

4. 脊髓压迫症

脊髓由于受到外界的压迫而产生一系列症状。脊髓受压后的变化与受压迫的部位、外界压迫的性质及发生的速度有关。一旦外界压迫超过脊髓的代偿能力，脊髓受压症状可进行性加重，最终导致脊髓功能的丧失，出现受压平面以下的肢体运动、感觉、反射及括约肌功能障碍。脊髓压迫症常见的原因有椎管内肿瘤、外伤、感染、脊髓血管畸形、椎间盘突出及先天性脊柱病变等。

三、诊断标准

（1）骨放射性核素扫描

骨放射性核素扫描（emission computeol tomograph，ECT）是恶性肿瘤骨转移的重要诊断方法，可用于早期筛查全身病灶。

（2）X 线

X 线是检查恶性肿瘤骨转移的常规方法，可以显示骨骼局部的全貌，是骨科必需的检查方法。X 线早期诊断骨转移瘤的敏感性低，但具有空间分辨率高、应用范围广泛、操作简便、价格低廉、辐射较小等特点。

（3）CT

CT 也是确诊恶性肿瘤骨转移的诊断方法，其诊断的灵敏度高于 X 线，

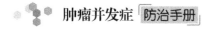

可以更好地显示骨结构的破坏情况。CT可以确诊某些ECT检查阳性而X线阴性患者的骨转移病灶。对于需要骨活检的病灶，CT引导下病变处穿刺活检，可以提高骨转移病灶穿刺活检部位的准确性及操作的安全性。

（4）MRI

MRI是目前诊断骨转移灵敏度和特异度均较高的诊断方法。其在显示骨髓腔内早期转移灶方面有特殊优势。由于影像学检查确诊骨转移的可靠指标是骨破坏，而MRI检查不是判断骨破坏的可靠方法。因此，对于MRI用于骨转移的确诊意义尚存在争议。

（5）PET-CT

可以较灵敏地显示骨髓微转移灶，早期诊断骨转移病变。PET-CT可以同时检查全身器官、淋巴结及软组织，以全面评估肿瘤病变范围。PET-CT诊断骨转移及全面评估肿瘤病情有特殊优势，但检查费用昂贵。

（6）骨活检

病理学是诊断肿瘤骨转移的"金标准"，但不是所有的骨转移瘤患者均需要骨活检。明确的癌症诊断合并影像学典型的多发骨破坏，就可以诊断骨转移瘤。

（7）骨代谢生化指标

骨代谢生化指标是近年来探索用于骨转移诊断及病情监测的新方法。反映溶骨性骨代谢的生化指标有Ⅰ型胶原碳端肽、Ⅰ型胶原氮端肽等。反映成骨性骨代谢的生化指标有骨特异性碱性磷酸酶、总碱性磷酸酶等。

四、治疗方法

1. 西医治疗

恶性肿瘤骨转移虽然都属于肿瘤疾病晚期，预后差，但是合理治疗对于提高患者生活质量仍然具有积极意义。骨转移的治疗目的主要包括预防和治疗骨相关事件、缓解疼痛、恢复功能、提高生活质量、控制肿瘤进展及延长生存期。骨转移应采用综合性治疗方式，包括镇痛、放疗、化疗、靶向、骨改良药物治疗，手术也是一个重要的治疗手段。

（1）对症支持治疗

遵循晚期恶性肿瘤姑息治疗的基本原则，针对骨转移及其并发症等病情给予对症处理及最佳支持治疗。积极缓解肿瘤及骨转移所致躯体症状，提供心理及精神支持治疗，改善患者的生活质量。

（2）镇痛药物治疗

骨疼痛是骨转移患者的主要症状。持续有效地缓解骨疼痛是恶性肿瘤骨转移治疗的主要策略，可采用镇痛药物治疗，治疗原则遵循"三阶梯镇痛"原则。

（3）双膦酸盐类药物治疗

一旦确诊恶性肿瘤骨转移，建议开始双膦酸盐治疗，情况允许时，建议用药 6 个月以上。对于仅 ECT 阳性疑似骨转移患者，不推荐常规给予双膦酸盐治疗。

（4）放疗

局部放疗是治疗骨转移疼痛最有效的方法，可明显缓解骨疼痛，减少病理性骨折的发生，减轻照射区域病灶进展。但需要注意的是，放疗缓解骨疼痛需要一定时间才能显效（约 3 个月）。

（5）外科治疗

对于多发骨转移患者，外科方式去除肿瘤组织不是主要目的，主要为了恢复运动系统功能，提高患者生活质量。

2. 中医辨证论治

（1）瘀血内阻型

主症：神疲乏力，腰酸腿软，患处疼痛如针刺、固定不移，夜间尤甚。舌质紫暗，有瘀斑，苔白，脉涩无力。

治则：补肾活血，止痛通络。

方药参考：熟地黄 15 g，山萸肉 10 g，骨碎补 10 g，补骨脂 10 g，杜仲 10 g，桃仁 10 g，蜈蚣 2 条，全蝎 3 g，红花 10 g，延胡索 10 g，川芎 10 g，赤芍 10 g，乳香 10 g，没药 10 g。

（2）虚寒内阻型

主症：全身乏力，面色㿠白，肢冷神疲，疼痛遇寒加重，得温则减。舌淡苔白，脉沉细无力。

治则：温经补血，散寒通络止痛。

方药参考：熟地黄 30 g，桂枝 10 g，炮附子 9 g，乳香 10 g，没药 10 g，炮姜 10 g，全蝎 3 g，炙甘草 9 g，蜈蚣 2 条，太子参 15 g。

（3）肾虚精亏，痰毒壅盛型

主症：神疲乏力，面色㿠白，疼痛部位重滞胀痛难忍，伴全身衰弱、发热，大便干结，小便不利，唇淡。舌暗，苔白腻，脉沉细。

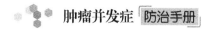

治则：补骨填髓，化痰通络。

方药参考：补骨脂 30 g，骨碎补 15 g，透骨草 30 g，生地黄 30 g，桑寄生 15 g，蜂房 10 g，全蝎 3 g，薏苡仁 30 g，山茱萸 10 g，熟地黄 10 g，胆南星 9 g，半夏 10 g，苍术 10 g，陈皮 10 g。

（4）肾阴不足，气血两亏型

主症：神疲懒言，疼痛处喜揉按，形体日渐消瘦，皮肤枯槁，甚者寒热交作，饮食无味，举动艰难，脚膝无力。舌淡，苔白，脉细弱无力。

治则：滋补肾阴，益气养血。

方药参考：知柏地黄丸加减。生地黄 30 g，山萸肉 30 g，山药 30 g，牡丹皮 15 g，茯苓 15 g，人参 10 g，当归 10 g，泽泻 10 g，龙骨 30 g（先煎），地骨皮 10 g，木香 9 g，砂仁 10 g，黄柏 10 g，知母 15 g。

第十六节　肿瘤相关抑郁

肿瘤相关抑郁是恶性肿瘤常见并发症，即恶性肿瘤诊疗过程中产生的病理性情绪变化，表现为情绪低落、兴趣减退、精力不足等与抑郁状态类似的症状，是恶性肿瘤常见伴随病证。据统计，肿瘤相关抑郁在晚期恶性肿瘤患者中的发生率超过 53.7%，住院癌症患者中高达 74.9% 合并抑郁状态。由于所使用的肿瘤相关抑郁的诊断标准不一，癌症病种、样本数量等不同，调查结果也存在差异，尽管国内外有关肿瘤相关抑郁的调查分析类文献较多，但关于肿瘤相关抑郁的发病率仍未确切，粗略统计，目前国内肿瘤患者伴有抑郁状态的发病率为 17.5%～95.3%，国外为 12.5%～33.4%。肿瘤相关抑郁与治疗方式和疼痛明确相关，慢性疼痛、化疗及未接受手术为肿瘤相关抑郁的危险因素，严重影响肿瘤患者生活质量和病情转归。

一、发病机制

1. 西医病因病理

肿瘤相关抑郁发病机制尚不十分清楚，目前主要观点认为神经－内分泌－免疫调节功能紊乱是其病理基础。

（1）慢性炎症

恶性肿瘤由于存在慢性炎症，INF-γ、IFN-α、TNF-α、IL-6 等促炎细胞因子水平较高，这些促炎细胞因子可激活下丘脑－垂体－肾上腺轴，在下游释放内源性糖皮质激素，介导恶性肿瘤相关抑郁体征和症状，促进肿瘤相关抑郁发生发展。

（2）内分泌紊乱

许多肿瘤具有内分泌作用，可产生异位激素，如类癌产生5-羟色胺、嗜铬细胞瘤产生儿茶酚胺、肝癌细胞产生甲胎蛋白，这些激素影响机体内分泌环境稳态，诱发抑郁状态。此外，一些药物的使用也可能诱发焦虑、抑郁症状。比如，乳腺癌内分泌治疗抑制体内雌孕激素，产生类更年期症状，可能与抑郁产生有关。

（3）心理应激

恶性肿瘤患者在经受癌性疼痛、癌性疲劳、睡眠障碍、手术创伤及放化疗不良反应等后，其强烈、持久性的身心刺激导致人体下丘脑-垂体-肾上腺轴功能亢进，引起糖皮质激素分泌过多，致使交感神经系统、各种肽类物质和细胞因子活性发生改变，从而引起抑郁症状。

2. 中医病因病机

肿瘤相关抑郁属于中医学"郁证"范畴，正虚邪实是其基本病机。一方面，恶性肿瘤不断消耗脏腑气血阴阳，导致脏腑正气虚羸，神志失养；另一方面，肿瘤不断产生痰、瘀、毒等病理产物，扰乱气机，蒙蔽神明。患者正气不足，癌毒伏留，脏腑功能损伤是疾病发生的内在基础；外感毒邪，气滞血瘀，痰湿凝结是疾病发生的必然条件。肿瘤相关抑郁是以恶性肿瘤病因病机为基础，由郁怒伤肝、思虑伤脾、神劳伤心导致肝藏魂、脾藏意、心藏神等脏腑功能失调及气血逆乱的身心疾病，且抑郁程度与脏腑功能失调密切相关。病位与五脏有关，病性与虚、郁、痰、瘀、毒有关。

二、临床表现

肿瘤相关抑郁是一种以情绪低落、兴趣减退、精力不足等情感症状为主，伴有认知症状和躯体症状的综合性心身疾病。

（1）情感症状

情绪低落，兴趣减退，精力不足，悲观伤感，自罪观念，自杀倾向。

（2）认知症状

思维迟缓，记忆力下降，注意力不集中，意志行为降低，精神运动迟滞或激越。严重者可见幻觉、妄想等精神病性症状。

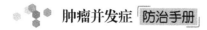

（3）躯体症状

睡眠障碍，食欲减退，性欲缺乏，疲劳乏力，以及周身疼痛，胃肠功能紊乱，身体不适，头痛与肌肉紧张等。

三、诊断标准

参照《国际疾病分类第十一次修订本（ICD-11）》相关内容，将肿瘤相关抑郁的临床症状分为核心症状和附加症状。①核心症状：心境低落，兴趣和愉快感丧失，精力不济，疲劳感。②附加症状：注意力和集中注意能力降低，自我评价降低，自罪观念和无价值感，认为前途悲观暗淡，自伤及自杀观念或行为，睡眠障碍，食欲下降。凡在恶性肿瘤诊断与治疗过程中，出现至少 2 条核心症状和 2 条附加症状，且持续 2 周以上者，即可诊断为肿瘤相关抑郁。

按照抑郁筛查量表（简称"PHQ-9 量表"）测评标准划分，5~9 分为轻度抑郁，10~14 分为中度抑郁，15~19 分为中重度抑郁，20~27 分为重度抑郁。

四、治疗方法

干预治疗必须与抗肿瘤同时进行。当抑郁状态严重影响肿瘤及相关并发症治疗与患者生活质量时，方可考虑优先治疗抑郁状态。轻度可采用非药物疗法。中度以上以中医辨证治疗为主，并根据患者意愿，向精神病专科医师咨询后，适当选择抗抑郁药物治疗；如患者不愿意或不宜接受抗抑郁药物治疗时，经治医师应严密观察病情发展。当抑郁状态发展或并构成精神疾病诊断时，应按照中国法律，及时转诊到精神疾病专科医院或转交精神科医师诊治。

1. 西医治疗

（1）非药物治疗包括心理干预（认知与行为疗法、暗示与催眠疗法、集体心理治疗）、注意力转移（音乐疗法、放松训练）、物理治疗（日光治疗）、运动锻炼等。

（2）药物治疗

①选择性 5－羟色胺再摄取抑制剂、5－羟色胺去甲肾上腺素再摄取抑制剂：选择性 5－羟色胺再摄取抑制剂是临床上最常用的抗抑郁药物，主要包括氟西汀、帕罗西汀、舍曲林、氟伏沙明、西酞普兰等。此类药物主要调

节神经突触间5-羟色胺浓度，作用缓和，对心血管和自主神经系统功能影响小，具有抗抑郁和抗焦虑双重作用。使用时应当从小剂量起始用药，逐步加量直至有效剂量。值得注意的是，部分药物经P450酶代谢，与抗肿瘤药物联合使用存在降低效果风险（如他莫昔芬）。5-羟色胺去甲肾上腺素再摄取抑制剂代表药物为文拉法辛、度洛西汀，具有改善5-羟色胺和去甲肾上腺素水平双重作用。不良反应相对较少，起效较快，对于抑郁状态的躯体症状性慢性疼痛具有比较明显的缓解作用。

②去甲肾上腺素能和特异性5-羟色胺受体拮抗剂：代表药物米氮平，适用于各种抑郁障碍，尤其是重度抑郁和有明显焦虑、激越及失眠的抑郁患者。此外，米氮平对合并食欲不佳、呕吐等消化道症状者，也具有一定疗效。

③5-羟色胺受体平衡拮抗剂：代表药物曲唑酮，适用于伴焦虑、失眠的轻、中度抑郁。具有一定改善主观性失眠的作用。

④三环类抗抑郁药：代表药物阿米替林、丙米嗪、氯米帕明、多塞平等。此类药物不良反应明显，尤其诱发恶性心律失常风险较高。

建议抗抑郁药物的使用须在专业精神科医师指导下进行。

2. 中医辨证论治

（1）肝郁气滞型

主症：情志抑郁，胸胁满闷，时善太息，急躁易怒，脘腹胀满，身痛胁痛，少腹隐痛，大便秘结，小便黄赤。舌质暗红，苔薄黄，脉弦。

治则：疏肝理气。

方药参考：柴胡疏肝散加减。柴胡12 g，白芍15 g，香附12 g，陈皮9 g，川芎12 g，枳壳9 g，八月札12 g，郁金12 g，甘草6 g。

（2）肝郁脾虚型

主症：郁郁寡欢，思维迟缓，神疲乏力，胃脘痞胀，大便秘结或溏泄。舌淡红，苔薄白或微滑，脉弦。

治则：疏肝健脾。

方药参考：逍遥散加减。柴胡12 g，白芍15 g，当归15 g，白术12 g，茯苓12 g，淮小麦30 g，炙甘草6 g。

（3）心脾两虚型

主症：情志抑郁，神情恍惚，心悸怔忡，失眠多梦，健忘，思维迟缓，倦怠乏力，食欲不振，大便稀溏。舌体胖大，舌质淡，苔薄白，脉细弱。

治则：健脾养心。

方药参考：归脾汤加减。炙黄芪 15 g，人参 12 g，白术 12 g，当归 15 g，茯神 15 g，龙眼肉 12 g，远志 9 g，酸枣仁 15 g，木香 9 g，炙甘草 6 g。

（4）痰气交阻型

主症：乏力懒动，头身困重，思维迟缓，胡思乱想，干咳咽痒，咽中炙脔，胸闷气喘，胃脘胀满，纳差，便溏或大便黏滞。舌淡，苔白腻，脉濡。

治则：理气化痰。

方药参考：温胆汤合半夏厚朴汤加减。半夏 9 g，枳壳 9 g，陈皮 9 g，茯苓 12 g，竹茹 12 g，厚朴 12 g，木香 12 g，石菖蒲 12 g，远志 12 g，炙甘草 6 g。

（5）痰瘀互结型

主症：情志抑郁，癥积肿块，肢体麻木，胸闷痰多，头晕目眩，恶心呕吐，失眠多梦。舌质紫暗或有瘀斑，苔腻，脉滑或涩。

治则：化痰祛瘀。

方药参考：癫狂梦醒汤加减。桃仁 15 g，赤芍 12 g，红花 9 g，大黄 12 g，陈皮 15 g，青皮 10 g，柴胡 12 g，苏子 10 g，半夏 9 g，甘草 6 g。

（6）气阳两虚型

主症：郁郁寡欢，神疲乏力，畏寒肢冷，思维迟缓，健忘，食欲不振，大便溏。舌淡，苔白或白腻，脉弱。

治则：温阳补气。

方药参考：黄芪桂枝五物汤合补中益气汤加减。黄芪 15 g，桂枝 12 g，白术 12 g，党参 12 g，白芍 12 g，当归 15 g，陈皮 9 g，山茱萸 9 g，巴戟天 15 g，刺五加 15 g，炙甘草 6 g。

（7）气阴两虚型

主症：悲伤欲哭，心烦急躁，干咳气喘，潮热盗汗，忧郁恍惚，乏力疲倦，畏寒，容易感冒。舌淡或淡红，苔薄，脉细弱。

治则：益气养阴。

方药参考：生脉散合百合地黄汤加减。百合 9 g，生地黄 12 g，麦冬 12 g，西洋参 15 g，五味子 6 g，知母 12 g，甘草 6 g。

第四章　肿瘤医源性并发症与防治

第一节　骨髓抑制

　　骨髓抑制是指骨髓中血细胞的前体细胞活性下降，增殖分化速度降低，导致外周血中各类血细胞的数量低于人体正常生理范围。骨髓不只是生成血细胞的场所，它还是使血细胞成熟的"学校"。在癌症患者使用骨髓抑制性化疗药物后，引发外周血红细胞、白细胞、中性粒细胞和血小板降至正常水平以下，在排除基础疾病导致的可能性且停药后恢复正常，这种情况即被认为是骨髓抑制。

一、发病机制

　　1. 西医病因病理

　　大多数血细胞需要在骨髓中从原始细胞发育为成熟血细胞后进入血液，发挥其正常作用。一旦出现骨髓抑制，不只是原始细胞的增殖数量减少，还会使原始细胞分化为成熟血细胞的速率降低，进一步导致外周血中血细胞数量的减少。骨髓抑制顺序依次为白细胞、血小板、红细胞，进而出现全血细胞减少。而各类药物作用的机制不同，对骨髓抑制的程度、发生早晚、持续时间的长短亦不相同。

　　2. 中医病因病机

　　中医古籍对"化疗相关性骨髓抑制"未有明确病名记载，但据其临床症状，归属于"血虚""虚劳"等范畴。《诸病源候论·虚劳病诸候》曰："脾候身之肌肉，胃为水谷之海，虚劳则脏腑不和，脾胃气弱，故不能食也。"化疗药物属"药毒"范畴，易损伤脾肾。肾为先天之本，脾为后天之本，先天元气亏损，后天气血化生乏源，故气血阴阳具虚。综上，骨髓抑制病性属本虚标实，虚以气血两虚和阴阳两虚为主，实以燥热毒邪为主，病位以肾脾为主。

二、临床表现

（1）白细胞、粒细胞下降

患者易乏力头晕，并且有肢体酸软、食欲下降、无精打采、低热等反应，若不及时处理，很容易引起感染，且严重时甚至会出现感染性休克而导致生命重危。

（2）血小板下降

皮肤出血表现为紫癜、出血点、瘀斑。牙龈出血表现为口腔黏膜血疱。关节出血表现为肌肉组织血肿。消化道出血表现为呕血、便血或者黑便。泌尿系统出血表现为血尿。视网膜出血、中枢神经系统出血，其中中枢神经系统出血是血小板下降常见的死亡原因。女性患者会出现月经流血量增多。拔牙或手术后出血不止，凝血时间长。

（3）血红蛋白降低和红细胞减少

出现贫血的症状。最早出现的有头晕、乏力、困倦；最常见、最突出的体征是面色苍白。出现头昏、耳鸣、头痛、失眠、多梦、记忆减退、注意力不集中等，乃是贫血缺氧导致神经组织损害所致的常见症状。

三、诊断标准

目前化疗后骨髓抑制的分级采用的是 WHO 抗癌药物急性及亚急性毒性反应分级标准，见表 4-1。

表 4-1　骨髓抑制的分级

分级指标	白细胞（$\times 10^9$/L)	粒细胞（$\times 10^9$/L)	血小板（$\times 10^9$/L)	血红蛋白（g/L)
0 级	≥4	≥2	≥100	≥110
Ⅰ级	3.9～3.0	1.9～1.5	99～75	109～95
Ⅱ级	2.9～2.0	1.4～1.0	74～50	94～80
Ⅲ级	1.9～1.0	0.9～0.5	49～25	79～65
Ⅳ级	<1.0	<0.5	<25	<65

四、治疗方法

1. 西医治疗

（1）白细胞或粒细胞缺乏

关于重组人粒细胞集落刺激因子的应用如下。

Ⅰ度：原则上不推荐使用针剂（口服利可君等升白药物即可）。

Ⅱ度：明确出现时间，如果化疗后两周以内出现Ⅱ度骨髓抑制，则推荐使用升白针剂；如果患者是在化疗两周以后出现Ⅱ度骨髓抑制，但是既往有过Ⅲ度以上骨髓抑制的病史，也需要使用；不论何时出现Ⅱ度骨髓抑制，只要既往有过Ⅲ度以上骨髓抑制，均需要使用，保证顺利完成化疗周期。

Ⅲ度和Ⅳ度：必须使用。

另外，对于粒细胞减少伴有发热的患者，均应使用抗生素；对于Ⅳ度骨髓抑制，无论有无发热，均必须预防性使用抗生素。

（2）红细胞或血红蛋白缺乏

可输注浓缩红细胞，能够迅速提高血红蛋白含量，改善贫血患者的携氧能力，一般输注 1 单位浓缩红细胞可增加 10 g/L 的血红蛋白。

关于重组人促红细胞生成素（简称"促红素"）的应用：促红素是由肝脏和肾脏合成的激素，能调节红细胞的生成。很多化疗药物都不同程度地影响肾功能（尤其是铂类药物），从而引起促红素分泌减少。因此，促红素尤其适用肾功能有损害的患者，或对输血指征不达标的患者。

（3）血小板缺乏

治疗原则：Ⅰ度、Ⅱ度血小板减少可观察；Ⅲ度、Ⅳ度血小板减少输注血小板联合促血小板生成素。

输注单采血小板：Ⅲ度血小板减少且有出血倾向（鼻黏膜易破、紫癜、凝血异常等），则应输注单采血小板；Ⅳ度血小板减少，无论有无出血倾向，均应使用；但是，输注的血小板寿命仅能维持 72 小时左右，而且反复输入后患者体内会产生抗体。

重组人促血小板生成素：是提高血小板计数的特异性有效药物，可以缩短血小板降低的持续时间。

2. 中医辨证论治

（1）气血两虚型

主症：少气懒言，自汗乏力，面色苍白或萎黄，心悸失眠，四肢欠温。

舌淡而嫩，苔薄白，脉细弱。

治则：补益气血。

方药参考：八珍汤或升白饮加减。前方由人参、白术、茯苓、当归、川芎、白芍、熟地黄、炙甘草各15 g组成；后方由党参15 g，黄芪15 g，当归15 g，熟地黄15 g，女贞子15 g，鸡血藤15 g，土茯苓15 g，焦白术10 g，补骨脂10 g，炙穿山甲（代）6 g，生甘草6 g，焦山楂9 g，焦神曲9 g组成。

（2）气阴两虚型

主症：潮热盗汗，口干口渴，烦躁失眠，乏力气促，饥不欲食，纳呆便溏。舌淡或红，苔薄少，脉细数。

治则：益气养阴。

方药参考：参苓白术散合生脉散加减。西洋参10 g，白术12 g，茯苓12 g，桔梗9 g，莲子12 g，砂仁6 g，山药12 g，薏苡仁12 g，麦冬12 g，五味子6 g，石斛12 g，白扁豆12 g，甘草6 g。

（3）脾肾阳虚型

主症：头晕，眼花，气短乏力，腰膝酸痛，走路不稳，纳呆便溏，甚则四肢厥冷，阳痿精冷，带下清稀，小便清长，夜尿频。舌淡苔白，脉沉细弱。

治则：健脾补肾，填精生髓。

方药参考：右归丸加减。熟地黄12 g，山药12 g，山茱萸9 g，枸杞子12 g，菟丝子12 g，鹿角胶12 g，杜仲12 g，肉桂6 g，当归9 g，制附子6 g，仙鹤草30 g，淫羊藿6 g。

（4）正虚毒炽型

主症：身热汗出，口干咽干，口渴喜饮，心烦易怒，口舌生疮。舌质淡或红，舌苔薄，脉滑数。

治则：扶正解毒。

方药参考：白虎加人参汤合五味消毒饮。石膏20 g，知母12 g，人参15 g，金银花、野菊花、蒲公英、紫花地丁、紫背天葵子各10 g。

（5）阴阳两虚型

主症：畏寒畏热，潮热盗汗，口干咽干，失眠心悸，胃脘痞胀，肢冷便溏。舌质淡或红，苔薄少，脉细软弱。

治疗：补益阴阳。

方药参考：补天大造丸加减。人参 12 g，黄芪 15 g，白术 12 g，当归 12 g，远志 9 g，酸枣仁 12 g，山药 15 g，白芍 15 g，茯苓 12 g，枸杞子 12 g，熟地黄 12 g，鹿角胶 15 g，龟甲胶 15 g，甘草 6 g。

第二节　化疗药物相关性恶心呕吐

化疗药物相关性恶心呕吐，是化疗过程中最常见的不良反应。化疗药物在杀死癌细胞的同时，会破坏体内的正常细胞，尤其是增殖速度快的细胞，如消化道上皮细胞，这也是多数化疗患者出现恶心呕吐等症状的主要原因。化疗药物相关性恶心呕吐对患者心理和情感产生明显的负面影响，如对化疗药产生畏惧感，导致患者依从性下降甚至拒绝抗肿瘤治疗，进而影响肿瘤药物疗效，缩短患者生存期。

一、发病机制

1. 西医病因病理

恶心的病理生理学机制尚不完全清楚，其为患者的一种主观症状。化疗药物引发的呕吐反应是由血清素、P 物质和多巴胺等神经递质释放，分别激活中枢神经系统和周围神经系统的 5 - 羟色胺 - 3、神经激肽 - 1 和多巴胺 2 型受体引起。恶心呕吐根据发生时间和治疗效果分为急性、延迟性、预期性、暴发性和难治性 5 类。急性呕吐（化疗开始 24 小时内）主要由胃肠道中的肠色素细胞释放血清素引发，其次是肠道中 5 - 羟色胺 - 3 受体的激活。延迟性呕吐（化疗开始 24 小时后）主要是通过脑内 P 物质释放激活神经激肽 - 1 受体引发。预期性呕吐与条件反射的形成有关，常以恶心为主。常用化疗药物的致吐风险分级见表 4-2。

表 4-2　常用化疗药物的致吐风险分级

级别	药物
高度致吐风险（呕吐发生率 >90%）	顺铂、AC 方案（阿霉素或表柔比星 + 环磷酰胺）、环磷酰胺 ≥ 1500 mg/m²、卡莫司汀 > 250 mg/m²、阿霉素 > 60 mg/m²、表柔比星 > 90 mg/m²、异环磷酰胺 ≥ 2 g/m²、氮芥、氮烯咪胺（达卡巴嗪）、丙卡巴肼、六甲蜜胺

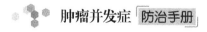
续表

级别	药物
中度致吐风险（呕吐发生率为 30% ~ 90%）	IL-2 > 1200 ~ 1500 万 IU/m²、阿米福汀 > 300 mg/m²、苯达莫司汀、卡铂、卡莫司汀 ≤ 250 mg/m²、伊立替康、替莫唑胺、环磷酰胺 ≤ 1500 mg/m²、阿糖胞苷 > 200 mg/m²、奥沙利铂、氨甲蝶呤 ≥ 250 mg/m²、阿霉素 ≤ 60 mg/m²、环磷酰胺、替莫唑胺
低度致吐风险（呕吐发生率为 10% ~ 30%）	5 – 氟尿嘧啶、吉西他滨、培美曲塞、艾立布林、伊沙匹隆、米托蒽醌、喷司他丁、噻替派、多柔比星脂质体、丝裂霉素、卡巴他赛、紫杉醇、白蛋白紫杉醇（白蛋白结合型）、多西他赛、依托泊苷、托泊替康、阿柏西普、氨甲蝶呤（50 ~ 250 mg/m²）、阿糖胞苷（100 ~ 200 mg/m²）
轻微致吐风险（呕吐发生率 < 10%）	氟达拉滨、地西他滨、奈拉滨、长春瑞滨、长春花类药物、替西罗莫司、博来霉素、硼替佐米、贝伐珠单抗、利妥昔单抗、西妥昔单抗、曲妥珠单抗、帕妥珠单抗、帕尼单抗、奥法木单抗、伊匹木单抗、信迪利单抗、特瑞普利单抗、卡瑞利珠单抗

2. 中医病因病机

中医学认为，化疗药物相关性恶心呕吐是因为药毒戕害，病位以脾胃为主，病性多属本虚标实，总病机为胃失和降。因药毒为害，损伤胃气，致胃虚失和、胃气上逆而发生呕吐。临床辨证过程中根据邪实正虚的不同，分为实证、虚证、虚实夹杂证。实证多见于初次化疗的患者或年轻患者手术后，正气尚强，药邪初犯胃腑；虚证多见于多次化疗、久病或年老手术后的患者，本身胃气虚弱，复加药邪为害。此外，亦有与情志有关者，病机为肝气不舒、横逆犯胃，或忧思伤脾、脾失健运，致胃失和降，引发恶心呕吐。由于化疗药毒性损伤消化道黏膜，致脾胃功能失调，胃虚则不能腐熟水谷，脾虚则运化不利，湿浊内停，遂生恶心、呕吐、泄泻等症。再者脾胃功能受损，气血精微不得化生，五脏六腑、四肢百骸皆失其所养，虚损衰竭皆至。

二、临床表现

（1）主要症状

恶心，呃逆，嗳气，呕吐。呕吐物为胃内容物，严重时可呕吐清水。

（2）相关兼症

出现机体脱水、电解质紊乱、营养失衡、体力和体重下降。

三、诊断标准

恶心呕吐根据发生时间和治疗效果分为急性、延迟性、预期性、暴发性和难治性 5 类：①急性恶心呕吐发生在化疗后 24 小时内，通常在给药后 5 ~ 6 小时到达高峰；②延迟性恶心呕吐发生在化疗 24 小时之后，通常在给药后 48 ~ 72 小时到达高峰，可持续 6 ~ 7 天；③预期性恶心呕吐发生在既往接受过化疗，但镇吐疗效不佳的患者中，由于对化疗产生恐惧心理和条件反射，在下一周期化疗前即产生恶心呕吐反应；④暴发性恶心呕吐是指在化疗前预防性使用了镇吐药物后，仍出现的恶心呕吐和（或）需要进行解救性镇吐治疗，可发生在化疗后的任何时段；⑤难治性恶心呕吐是指既往化疗中使用预防性和（或）解救性镇吐治疗失败，在后续化疗中仍出现的恶心呕吐。

四、治疗方法

1. 西医治疗

"三联方案"——神经激肽 – 1 受体拮抗剂、5 – 羟色胺 – 3 受体拮抗剂，联用地塞米松，作为目前化疗镇吐的一线治疗方案。

（1）高度致吐风险方案预防

如 5 – 羟色胺 – 3 受体拮抗剂、地塞米松、神经激肽 – 1 受体拮抗剂、沙利度胺和奥氮平等药物。

（2）中度致吐风险方案预防

采用 5 – 羟色胺 – 3 受体拮抗剂联合地塞米松的标准二联方案。

（3）低度致吐风险方案预防

建议使用单一镇吐药物如地塞米松、5 – 羟色胺 – 3 受体拮抗剂、甲氧氯普胺或丙氯拉嗪预防呕吐。

（4）轻微致吐风险方案预防

对于无恶心呕吐史者，不必在化疗前常规给予镇吐药物；若出现恶心呕吐，参照低度致吐风险方案预防。

（5）中 – 高度致吐风险的口服化疗方案

可给予 5 – 羟色胺 – 3 受体拮抗剂进行预防性镇吐，推荐使用口服剂型或外用剂型。

（6）轻微－低度致吐风险的口服化疗方案

无须常规预防，出现恶心呕吐后推荐给予 5－羟色胺－3 受体拮抗剂、甲氧氯普胺或丙氯拉嗪中的一种。

（7）接受多日化疗的患者

应在治疗前使用与每天所用化疗药物的致吐风险相匹配的镇吐药物；应持续至化疗结束后 2~3 天；若是接受多日含顺铂方案化疗的患者，推荐神经激肽－1 受体拮抗剂、5－羟色胺－3 受体拮抗剂和地塞米松的三药联合方案。

（8）对于暴发性恶心呕吐患者

若前期预防镇吐方案中未使用奥氮平，推荐使用奥氮平解救镇吐；前期若用过奥氮平则可选择神经激肽－1 受体拮抗剂、氟哌啶醇、甲氧氯普胺、地塞米松或劳拉西泮等。

2. 中医辨证论治

（1）肝气犯胃型

主症：呕吐吞酸，嗳气频繁，胸痛胁痛，脘腹胀满，情志不畅则症状加剧。舌质红，苔薄腻，脉弦。

治则：疏肝和胃，理气降逆。

方药参考：柴胡疏肝散加减。柴胡 12 g，香附 10 g，川芎 12 g，陈皮 12 g，白术 12 g，白芍 15 g，枳壳 12 g，甘草 6 g。

（2）痰湿中阻型

主症：恶心呕吐，心下痞硬，脘腹胀满，嗳气呃逆，食欲不振，大便黏滞。舌苔白腻，脉缓或滑。

治则：燥湿化痰，降逆和胃。

方药参考：平胃散合旋覆代赭汤加减。苍术 12 g，厚朴 9 g，陈皮 9 g，旋覆花 9 g，代赭石 15 g，半夏 12 g，党参 9 g，炙甘草 6 g。

（3）胃火上逆型

主症：呃声洪亮有力，甚则呕吐，冲逆而出，口臭烦渴，多喜饮冷，脘腹满闷，大便秘结，小便短赤，苔黄燥，脉滑数。

治则：清热和胃，降逆止呃。

方药参考：竹叶石膏汤。竹叶 15 g，生石膏 30 g，党参 12 g，麦冬 12 g，半夏 9 g，甘草 6 g。

（4）胃中实寒型

主症：恶心呕吐，呃声沉缓有力，胸膈及胃脘不舒，得热则减，遇寒则甚，进食减少，食后泛泛欲吐，吐清涎冷沫，巅顶头痛，手足逆冷，大便泄泻。舌淡苔白滑，脉沉弦或迟。

治则：温中散寒，降逆止呃。

方药参考：吴茱萸汤合丁香散。吴茱萸 5 g，丁香 9 g，柿蒂 9 g，高良姜 g，生姜 12 g，甘草 6 g。

（5）脾胃气虚型

主症：食欲不振，食入难化，恶心呕吐，倦怠乏力，大便不畅。舌苔白滑，脉虚弦。

治则：健脾止呕。

方药参考：香砂六君子汤加减。党参 15 g，白术 12 g，茯苓 12 g，木香 9 g，陈皮 9 g，半夏 9 g，砂仁 6 g，甘草 6 g。

（6）胃阴不足型

主症：呕吐反复发作，或时作干呕，似饥而不欲食，口燥咽干。舌红少津，脉细数。

治则：滋阴养胃，降逆止呕。

方药参考：益胃汤合麦门冬汤加减。麦冬 12 g，党参 12 g，半夏 9 g，沙参 12 g，玉竹 12 g，生地黄 9 g，甘草 6 g。

第三节 放化疗相关性腹泻

化疗相关性腹泻（chemotherapy-induced diarrhea，CID）是一种常见的由化疗导致小肠和结肠表皮损伤引起的黏膜炎表现，在氟尿嘧啶类药物和伊立替康治疗中比较常见，腹泻是氟尿嘧啶类药物联合或不联合伊立替康化疗方案主要剂量限制性毒性反应。放疗相关性腹泻（radiotherapy-induced diarrhea，RID）是肿瘤患者放疗引起的一种常见消化道不良反应。CID、RID 不仅会降低患者的生活质量，使患者水电解质紊乱、脱水、感染，还会导致治疗终止，从而影响治疗效果，严重可致患者休克、死亡。

一、发病机制

1. 西医病因病理

CID 被认为是多因素的，其病理生理机制尚不明确，目前认为主要与化疗药物引起肠道黏膜细胞损伤、破坏结肠隐窝、干扰肠道菌群、诱导炎症反应等因素相关，也与患者的情绪心理因素有关。化疗药物可以导致胃肠道黏膜层破坏和肠上皮脱落，杯状细胞和隐窝细胞不成比例增加和非典型增生，破坏微绒毛细胞的重吸收功能，导致肠腔液体增加，最终导致小肠内吸收和分泌的功能失去平衡而造成腹泻。

RID 主要是放射线照射腹部的小肠和（或）盆腔的直肠引起的。放射线在杀死癌细胞的同时，会对肠道黏膜的正常细胞造成损伤，这些区域对于放射线非常敏感。

CID 和 RID 的病理基础可分为 5 期。

①起始阶段：化疗或放疗损伤结直肠黏膜。

②组织损伤或放化疗可诱导机体产生活性氧并激活 NF-κB。

③NF-κB 诱导细胞产生信使分子，如 TNF-α 等，产生大量促炎因子，引起细胞凋亡和组织炎症。

④通过信号放大效应，导致更多的上皮细胞坏死，使肠道通透性增加，肠道黏膜上皮屏障的连续性和完整性遭到破坏，同时肠道菌群失调，致病菌增加。

⑤愈合阶段：肠道黏膜通过有增殖潜能的细胞增殖，溃疡愈合。

2. 中医病因病机

放化疗后胃肠道反应属于中医脾胃系疾病的范畴。《景岳全书·泄泻》曰："泄泻之本，无不由于脾胃。"脾虚湿盛是导致本病发生的关键病机。基本病机是脾虚湿盛致使脾失健运，患者因化疗、放疗药物损伤脾胃，影响脾胃受纳、运化、升降功能，导致水谷运化失司，大小肠传化失常，升降失调，清浊不分，下注胃肠，发生泄泻。

二、临床表现

腹泻是指排便次数增多，大于 3 次/日或每日总量大于 200 g，粪质稀薄，含水量大于80%或带有黏液、脓血便或未消化的食物。CID 的典型临床表现为化疗期间出现无痛性腹泻或伴轻度腹痛，喷射性水样便，1 天数次或数十次，持续 5~7 天；可出现在化疗当天或化疗后。RID 症状多样，通常伴有便血、黏液、里急后重和肛门疼痛等，严重者可出现直肠狭窄、穿孔、瘘管等，多见于放疗结束后 2~5 年。

CID 的严重程度按照国际抗癌协会推荐的标准通常分为 5 级，而 RID 由于并发症多，一般采用美国/欧洲放射协会急性放射反应评分标准（RTOG/EORTC）进行综合评估，具体参见表 4-3。

表 4-3　CID 和 RID 严重程度分级

类型	CID	RID
出处	国际抗癌协会	RTOG/EORTC
0 级	无	无变化
1 级	排便次数增加，<4 次/天	轻微腹泻、痉挛，每天排便≤5 次，伴轻微直肠渗液或出血
2 级	排便次数增加，4~6 次/白或夜	中度腹泻、痉挛，每天排便>5 次，伴轻微直肠渗液或出血
3 级	排便次数增加，≥7 次/天，大便失禁，需住院	需外科处理的阻塞或出血
4 级	危及生命，如血流动力学衰竭	坏死、穿孔、窦道

三、治疗方法

1. 西医治疗

（1）对于不伴其他并发症和体征的 1~2 级腹泻，给予常规处理，主要的处理方法包括口服补液、调整饮食、保护肛周皮肤，在此基础上可以考虑使用洛哌丁胺，开始时 4 mg，每次腹泻后或每隔 4 小时增加 2 mg，最大剂量为 16 mg/d，直到排便停止达 12 小时为止。

（2）伴有腹痛、恶心、呕吐、白细胞增多、发热、感染、出血、脱水等的 1~2 级腹泻或 3~4 级腹泻，可以考虑静脉输液补充液体和电解质，洛哌丁胺治疗无效时可考虑奥曲肽，抑制胃肠道分泌和延迟肠道运送时间，以促进水钠的重吸收，还可通过抑制血管活性肠肽的释放而改善腹泻的程度。具体用法：奥曲肽 100~150 μg，q8 h，皮下注射或 25~50 μg/h 持续静脉注射；若症状明显可加量至 500 μg，q8 h。对洛哌丁胺和奥曲肽无法控制的腹泻，可以给予抗生素治疗并进行血液和粪便微生物病原学检测，常用的抗生素有氟喹诺酮类、左氧氟沙星或广谱抗生素。

2. 中医辨证论治

（1）寒湿犯胃型

主症：粪质稀薄多水，腹中胀痛，肠鸣，脘闷食少，口淡不渴，或有寒热、头痛身热证。舌苔白，脉濡。

治则：疏表散寒，芳化湿浊。

方药参考：藿香正气散加减。藿香9 g，厚朴6 g，苏叶3 g，陈皮6 g，苍术6 g，神曲6 g，木香3 g，茯苓3 g。

（2）湿热下注型

主症：泻下急迫，势如水注，粪色黄褐而臭，肛门灼热，心烦口渴，小便短赤或兼身热、头痛等表证。舌苔黄腻，脉濡滑数。

治则：清热利湿。

方药参考：葛根黄芩黄连汤加减。葛根15 g，黄连6 g，黄芩9 g，金银花6 g，木香3 g，茯苓6 g，六一散3 g，马齿苋3 g。

（3）脾虚湿盛型

主症：腹泻反复发作，大便溏泻不一，稍有饮食不慎或受寒凉，则便次增加，内夹不消化食物，脘腹痞胀，时而腹鸣隐痛，纳呆，面黄少华，肢倦乏力。舌质淡，苔白，脉缓弱。

治则：补脾运中。

方药参考：党参15 g，炒白术12 g，苍术9 g，山药15 g，炮姜6 g，炒白扁豆12 g，炒薏苡仁9 g，神曲9 g，砂仁6 g，木香6 g，陈皮6 g，茯苓15 g。

（4）肝郁犯脾型

主症：痛泻交作，腹鸣攻痛，泻后痛减，发作常与情志因素有关。胸脘痞闷，嗳气食少，矢气频作。舌苔薄白，脉细弦。

治则：抑肝扶脾。

方药参考：痛泻要方加减。炒白芍6 g，防风3 g，炒白术9 g，青皮6 g，木香6 g，枳壳3 g，乌药3 g，玫瑰花3 g。

（5）寒热错杂型

主症：肠鸣腹泻，胃脘痞满，恶心呕吐，口渴喜饮。舌苔腻微黄，脉弦滑。

治则：寒热平调。

方药参考：半夏9 g，党参12 g，黄芩12 g，黄连9 g，干姜9 g，大枣3枚，生姜5片，甘草6 g。

第四节 药物所致心脏毒性

药物所致心脏毒性是指药物对心血管系统造成的多种复杂病理生理损害，包括化疗药物、免疫治疗药物等，其临床表现为心脏功能和器质性的改变，如心肌病、心肌炎、心律失常、心肌缺血、心脏瓣膜损害及心肌梗死等，严重者甚至可导致患者死亡。

一、发病机制

1. 西医病因病理

传统的化疗药物如蒽环类抗生素、铂类、人表皮生长因子受体 – 2（human epidermal growth factor receptor-2，HER2）靶向药物等可导致心肌细胞的损伤，发生急性或慢性心力衰竭。其病理因素可能有以下几个方面。

（1）蒽环类抗生素中的蒽醌基团产生大量的自由基，可对心肌细胞和内皮细胞造成损伤。此外，蒽环类抗生素作用于拓扑异构酶 2（topoisomerase 2，TOP2），其中 TOP2 的同工酶 TOP2β 在休眠细胞（如心肌细胞）中表达较多。蒽环类抗生素作用于心肌细胞的 TOP2β，最终导致心肌细胞死亡。目前认为其发生与药物在体内的不断累积相关。

（2）抗 HER2 药物是一类特异性抑制人类表皮生长因子 α 受体 2（又称"ERBB2"）的靶向药物。一方面，HER2 靶向药物主要引起无症状心功能不全，主要是此药物抑制了 HER2 受体和神经调节蛋白的结合，阻断心脏修复，打破细胞稳态，从而使左心室射血分数降低；另一方面，HER2 靶向药物可使交感神经张力增加，血压升高和心率加快。

（3）也与内皮损伤后血栓形成、代谢产物增多所致能量消耗加剧及氧化应激反应导致的心肌缺血相关。

2. 中医病因病机

药物所致心脏毒性属中医学"胸痹""心悸"等范畴，核心病机为毒损心络，病位以心络为主，涉及肝、脾、肾，病性为虚实夹杂。属实者，多为药毒闭阻心络，痰瘀扰动心神；属虚者，多为药毒耗损机体气血阴阳，心神失养。

二、临床表现

蒽环类药物是抗肿瘤药物中引起心脏毒性最常见的药物，且心脏毒性是最严重的不良反应，通常呈进展性和不可逆性，初次使用就可能引起心脏损伤，大多数在用药后较快地发生心肌损伤，出现左心室组织和功能亚临床心脏超声变化，如后负荷的增加或收缩能力的下降。心脏毒性根据出现的时间，可分成急性、慢性和迟发性心脏毒性，其中慢性和迟发性心脏毒性与药物累积剂量呈正相关。急性心脏毒性可在给药后的几小时或几天内发生，常表现为心律传导紊乱和心律失常，极少数表现为心包炎和急性左心衰竭；慢性心脏毒性可在用药后的 1 年内发生，表现为左心室功能障碍，最终可致心力衰竭；迟发性心脏毒性可在用药后数年发生，表现为心力衰竭、心肌病及心律失常等。

三、诊断标准

心肌活检是评估药物心脏毒性的"金标准"，但其有创性和风险性，临床应用受到极大的限制。寻找一种简单易行的方法，积极有效地监测患者的心脏功能变化，早发现、早治疗，才能将心脏毒性的发生率降到最低。

1. 血压

在使用靶向药物特别是血管内皮生长因子抑制剂时，应重点注意血压的监测，在药物使用前，应将血压控制在正常范围，在治疗过程中及治疗后也应定期监测。

2. 心电图

心电图具有简单、经济、无创、快速等特点。当抗肿瘤药物引起心律失常、心肌缺血改变、心肌梗死时，可在心电图上出现相应的改变，如 ST-T 改变、QT 间期延长、低电压等。但心电图对抗肿瘤药物心脏毒性诊断敏感性低、特异性差。24 小时动态心电图对心律失常等诊断有重要价值，可根据病情需要选择。

3. 超声心动图

超声心动图因为简单方便、价格相对低廉、易于操作、无创无辐射等特点，可以方便地测量心腔大小、室壁厚度，评估心功能，目前已经成为临床评价心功能首选的方法。

4. MRI

MRI 作为评价心脏形态、功能、代谢和组织血流改变的一种无创性检查，已经被广泛应用，利用 T_2 和对照增强 T_1 可充分显示心肌坏死的面积，是检测亚临床心肌病变的理想方法。

5. 生物标志物

某些血液生物标志物可以检测心脏损伤。

（1）肌钙蛋白

具有心肌特异性，对检测微小心肌损伤较敏感，一般在心肌损伤后 2 ~ 3 小时升高。因此，对心肌受损诊断的灵敏度和特异度均较好，可用于评价心肌损伤的范围和预后。

（2）脑钠肽

当心肌受到牵拉或室壁压力增大时，脑钠肽（brain natriuretic peptide，BNP）的前体（proBNP）即被蛋白酶裂解为 BNP 和氨基末端脑钠肽（NT-proBNP），因此当心肌损伤或心功能不全时，其循环中 BNP 和 NT-proBNP 的分泌代偿性增加可作为心功能损害的标志物。

四、治疗方法

1. 西医治疗

（1）限制使用剂量

在抑制肿瘤的前提下，通过限制化疗药物累积剂量，可显著减少心脏毒性反应的发生。当蒽环类药物剂量 <350 mg/m² 时，可有效降低心脏毒性的发生率。

但不同的患者易感性不同，蒽环类药物没有绝对的"安全剂量"。临床需按照患者具体情况进行个体化治疗用药。

（2）改变给药方式

使用蒽环类药物时可通过多次或小剂量持续静脉注射来有效降低药峰浓度，进而减少心脏毒性的发生。微量泵入表柔比星较静脉注射可减轻其心脏毒性。

（3）传统抗心力衰竭药物

研究发现，化疗后立即给予抗心力衰竭治疗的患者，心功能恢复率可达82%。提示化疗药物所致心肌损伤可通过早期药物干预缓解；尽早给予 β 受体阻滞剂和血管紧张素转化酶抑制剂干预是减轻化疗药物所致心肌损伤的关键。

需注意一点，对比相关研究，发现不同种类β受体阻滞剂和血管紧张素转化酶抑制剂的治疗效果不同，可能与化疗药物累积剂量及个体差异有关。

螺内酯能够防治化疗所致心肌损伤，可通过改善纤维化进展以缓解曲妥珠单抗引起的心脏毒性。螺内酯也能够保护蒽环类药物所致心肌损伤，逆转心脏功能受损，改善左室舒张功能。

（4）他汀类药物

预防性使用他汀类药物能够显著保护接受蒽环类药物化疗患者的心脏功能。研究发现，预防性应用他汀类药物，在长达半年的蒽环类药物治疗过程中，左心功能无明显改变，而对照组左心功能较治疗前显著下降。

2. 中医辨证论治

（1）痰火扰心型

主症：心悸时发时止，受惊易作，胸闷烦躁，失眠多梦，口干苦，大便秘结，小便短赤。舌红苔黄腻，脉弦滑。

治则：清热化痰，宁心安神。

方药参考：黄连温胆汤加减。黄连9 g，半夏12 g，陈皮12 g，竹茹15 g，枳实12 g，瓜蒌15 g，甘草6 g。

（2）心血不足型

主症：心悸气短，头晕目眩，失眠健忘，面色无华，倦怠乏力，纳呆食少。舌淡红，脉细弱。

治则：补血养心，益气安神。

方药参考：归脾汤加减。黄芪18 g，人参9 g，白术12 g，炙甘草6 g，熟地黄6 g，当归3 g，龙眼肉15 g，茯神15 g，远志3 g，酸枣仁15 g。

（3）阴虚火旺型

主症：心悸易惊，心烦失眠，五心烦热，口干，盗汗，思虑劳心则症状加重，伴耳鸣腰酸，头晕目眩，急躁易怒。舌红少津，苔少或无，脉细数。

治则：滋阴清火，养心安神。

方药参考：天王补心丹合朱砂安神丸加减。生地黄12 g，玄参6 g，麦冬9 g，天冬9 g，当归6 g，丹参6 g，人参6 g，炙甘草9 g，茯苓12 g，远志6 g，酸枣仁12 g，柏子仁6 g，五味子6 g，桔梗6 g。

（4）瘀阻心脉型

主症：心悸不安，胸闷不舒，心痛时作，痛如针刺，唇甲青紫。舌质紫暗或有瘀斑，脉涩或结或代。

治则：活血化瘀，理气通络。

方药参考：桃仁红花煎合桂枝甘草龙骨牡蛎汤。桃仁 9 g，红花 6 g，丹参 9 g，赤芍 6 g，川芎 6 g，延胡索 6 g，香附 3 g，青皮 3 g，生地黄 6 g，当归 6 g，桂枝 9 g，甘草 9 g，龙骨 30 g，牡蛎 30 g。

（5）水饮凌心型

主症：心悸，胸闷痞满，渴不欲饮，下肢水肿，形寒肢冷，伴有眩晕，恶心呕吐，流涎，小便短少。舌淡苔滑，脉沉细而滑。

治则：振奋心阳，化气利水。

方药参考：苓桂术甘汤加减。茯苓 15 g，白术 12 g，桂枝 12 g，炙甘草 6 g，泽泻 9 g，猪苓 9 g。

第五节　药物所致肺毒性

药物所致肺毒性是指与抗肿瘤药物直接或间接相关的急性或慢性肺疾病。目前，常见的抗肿瘤药物主要包括化疗药物、靶向药物、免疫抑制剂及抗血管生成药物，其中化疗药物所导致的肺毒性占比最高。抗肿瘤药物所致肺毒性并发的肺损伤包括早发性肺损伤和迟发性肺损伤，其中早发性肺损伤主要包括急性间质性肺炎综合征、非心源性肺水肿综合征、急性呼吸窘迫综合征；迟发性肺损伤主要包括非特异性间质性肺炎和肺间质纤维化。抗肿瘤药物所致的肺损伤严重影响患者的生存质量，重症者甚至危及生命，因此临床上早期发现肺损伤，做到早诊断、早治疗尤为重要。

一、发病机制

1. 西医病因病理

抗肿瘤药物所致肺毒性的机制比较复杂，目前具体机制尚不明确，考虑与以下几个方面相关。

（1）炎症因子和趋化因子

一方面，抗肿瘤药物可以促使耗竭 T 细胞转化为活化 T 细胞，活化的 T 细胞产生细胞因子，这些细胞因子不仅可以通过转化生长因子 – β（trans-

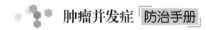

forming growth factor-β，TGF-β）/Smad 和 TNF-α/NF-κB 等信号通路直接损伤肺组织，还可以通过招募中性粒细胞、巨噬细胞和淋巴细胞的间接反应来诱导肺损伤，在这些细胞因子中，IL-4、IL-6、IL-10 和 IL-17 已被证明与抗程序性死亡受体 1/程序性死亡受体配体 1 抗体的治疗作用相关。此外，一些与损伤相关的信号通路，包括活性氧、活性氮和干扰素基因 cGMP-AMP 的合成酶刺激因子（cGAS-STING）信号通路，也参与了肺损伤的初始过程。另一方面，使用某些抗肿瘤药物后机体产生的抗原和肿瘤抗原在 CD8$^+$ T 淋巴细胞介导的细胞裂解时被释放，这种现象被称为表位扩散，而在表位扩散后，耗竭 T 细胞可以通过接受某些细胞因子的信号后恢复活力，从而识别正常肺组织中的细胞并进行靶向攻击，从而导致肺损伤的发生。

（2）DNA 损伤

药物所致肺毒性的发生涉及 TGF-β、纤维连接蛋白和前胶原蛋白的表达增加，然而，具体诱导促纤维化分子表达的确切机制尚不清楚。其他的研究表明，DNA 损伤和氧化应激在环磷酰胺诱导的肺毒性的过程中发挥重要的作用。

（3）肺泡上皮损伤

药物直接损伤 I 型肺泡上皮细胞和肺微血管内皮细胞，从而触发细胞因子介导的一系列炎症反应，导致毛细血管渗漏综合征，最终并发肺损伤。

（4）特异性损伤

抗肿瘤药物在肝脏完成生物转化后，经循环首先到肺，肺上皮细胞对药物有高选择性吸收，从而发生相关的药代动力学，产生反应性亲电产物和活性氧自由基，从而引起细胞损伤，激活体内的炎症及一系列反应，某些药物可能触发中性粒细胞介导的炎症反应，产生超氧阴离子、过氧化氢等反应来诱导肺损伤。

2. 中医病因病机

药物所致肺毒性的核心病机是肺失宣肃。肺主宣发肃降，肺禀清虚之体，性主于降，以清肃下降为顺。肺气必须在清虚宣降的情况下才能保持其主气、司呼吸、助心行血、通调水道等正常的生理功能。《血证论》言："肺为水之上源，肺气行则水行。"药毒损伤正气，肺之宣发肃降失司，痰饮等病邪停滞。因此，药物所致肺毒性病位主要在肺、脾、肾，病性多属本虚标实，本虚与脾肺气虚有关，实与痰饮、热毒等病理因素有关。

二、临床表现

药物所致肺毒性主要的临床表现为干咳、进行性呼吸困难、疲乏不适、发热、气促、发绀。药物所致肺损伤可根据发生时间分为早发性肺损伤和迟发性肺损伤，早发性肺损伤的发生时间是首次用药开始至治疗结束 2 个月，多表现为干咳、进行性呼吸困难、乏力，伴或不伴发热，可伴有明显的低氧血症；而迟发性肺损伤的发生时间是治疗结束 2 个月后，临床上多表现为干咳、发热、进行性呼吸困难。肺损伤时查体可无阳性体征，可有呼吸音减弱，也可有吸气末啰音。

三、诊断标准

药物所致肺损伤诊断的"金标准"是胸腔镜或剖胸探查。临床诊断标准一般为接受抗肿瘤药物治疗后产生肺损伤，排除感染、肺部肿瘤复发或其他因素导致的肺损伤才考虑药物所致肺损伤，同时结合患者症状、体征及辅助检查来诊断此病。常见的辅助检查包括影像学检查、肺功能检查、支气管镜下肺泡灌洗或活检、核素扫描及血清标志物等。该病在 CT 上多表现为磨玻璃样渗出和（或）肺叶间隔增厚，但是缺乏特异性。肺功能多提示限制性通气障碍、低氧血症及一氧化碳弥散下降。血清学检查时常可发现血清转换酶的活性发生改变，考虑与药物所致肺损伤相关，具有一定的敏感性。

四、治疗方法

1. 西医治疗

（1）对于确诊发生药物所致肺损伤的患者，首先应该停用可能引起肺损伤的药物。

（2）对症治疗

①对于发生急性呼吸窘迫综合征的患者，应积极给予激素冲击治疗，辅以吸氧、支气管扩张剂扩张支气管，必要时给予呼气末正压通气治疗；②对于所有发生药物所致肺损伤患者均应给予抗炎性因子及抗氧自由基治疗，抗炎性因子治疗主要为 TNF 拮抗剂，而抗氧自由基治疗包括维生素 C、维生素 E 及腺苷等；③对于形成肺纤维化的患者而言，应积极给予大剂量激素冲击治疗，辅以吸氧治疗，可给予新型抗纤维化药物如吡非尼酮或尼达尼布抗肺纤维化的进展；④对于各种治疗效果欠佳的患者，可考虑行肺移植

治疗。

2. 中医辨证论治

（1）寒饮郁肺型

主症：咳嗽，气喘，喉间痰鸣似水鸣声，或胸中似水鸣音，或胸膈满闷，或吐痰涎。苔白腻，脉弦紧或沉紧。

治则：温肺化饮，下气祛痰。

方药参考：射干麻黄汤。射干9 g，麻黄12 g，生姜12 g，细辛、紫菀、款冬花各9 g，五味子12 g，大枣7 枚，半夏12 g。

（2）痰湿蕴肺型

主症：反复咳嗽、咳痰，进甘甜油腻食物加重，胸闷脘痞，呕恶食少，体倦，大便时溏。舌苔白腻，脉濡滑。

治则：健脾燥湿化痰。

方药参考：二陈汤合三子养亲汤加减。半夏9 g，橘红6 g，白茯苓9 g，紫苏子12 g，白芥子12 g，莱菔子12 g，甘草6 g。

（3）热毒瘀结型

主症：身热转甚，时时振寒，继则壮热不寒，汗出烦躁，咳嗽气急，胸满作痛，转侧不利，咳吐浊痰，呈现黄绿色，自觉喉间有腥味，口干咽燥。舌苔黄腻，脉滑数。

治则：清热解毒，化瘀散结。

方药参考：千金苇茎汤加减。苇茎30 g，冬瓜子24 g，薏苡仁30 g，桃仁9 g。

（4）痰瘀阻肺型

主症：咳嗽痰多，色白或呈泡沫状，喉间痰鸣，喘息不能平卧，胸部膨满，憋闷如塞，面色灰白而暗，唇甲发绀。舌质暗或紫，舌下瘀筋增粗，苔腻或浊腻，脉弦滑。

治则：化痰祛瘀，泻肺平喘。

方药参考：葶苈大枣泻肺汤合桂枝茯苓丸。葶苈子9 g，茯苓15 g，桂枝12 g，牡丹皮、赤芍、浙贝母各12 g，半夏9 g，甘草6 g。

（5）肺脾气虚型

主症：平素痰多气短，倦怠无力，喘促短气，气怯声低，喉有鼾声，咳声低弱，痰吐稀薄，自汗畏风，极易感冒，面色萎黄，食少便溏，或食油腻易于腹泻。舌质淡，苔薄腻或白滑，脉细弱。

治则：培土生金，健脾补肺。

方药参考：六君子汤加减。党参、白术、茯苓各 9 g，炙甘草 6 g，半夏 6 g，陈皮 3 g。

（6）气阴两虚型

主症：干咳，咳声短促，痰少黏白，或痰中带血丝，或声音逐渐嘶哑，口干咽燥，常伴有午后潮热，手足心热，夜寐盗汗。舌质红少苔，或舌上少津，脉细数。

治则：益气养阴。

方药参考：百合固金汤加减。熟地黄、生地黄、当归身各 9 g，白芍、甘草各 3 g，桔梗、玄参各 3 g，贝母 9 g，麦冬、百合各 12 g。

（7）阳虚水泛型

主症：喘咳不能平卧，咳痰清稀；面肿或下肢肿，甚或一身悉肿，脘痞腹胀，或腹满有水，尿少，心悸，怕冷，面唇青紫。舌胖质暗，苔白滑，脉沉虚数或结代。

治则：温阳利水。

方药参考：真武汤加减。炮附子 15 g，茯苓、芍药各 9 g，人参 6 g，白术 12 g。

第六节　药物性肝损伤

药物性肝损伤是抗肿瘤药物常见的不良反应之一，化疗药物在杀伤肿瘤细胞的同时可以杀伤正常的细胞，从而对正常组织、器官造成一定的影响。这些损伤大多由抗肿瘤药物直接或抗肿瘤药物在体内转化的代谢产物导致，也可能与机体对药物的特异质反应相关，根据从使用药物到肝脏损伤恢复的时间，可分为急性肝损伤和慢性肝损伤，急性肝损伤指药物性肝损伤发生在 6 个月内，肝功能恢复正常，无明显影像学和组织学肝功能损伤证据；而慢性肝损伤指药物性肝损伤发生 6 个月后，血清丙氨酸转氨酶（alanine trans-aminase，ALT）、天冬氨酸转氨酶（aspartate transaminase，AST）、碱性磷酸酶（alkaline phosphatase，ALP）、总胆红素（total bilirubin，TBIL）仍持续异常，或存在门静脉高压或慢性肝损伤的影像学和组织学证据，ALP≥2 倍健康人群高限（upper limit of normal，ULN），且 R≤2 ［R：血清（ALT 实测值/ALT ULN）/（ALP 实测值/ALP ULN）］。抗肿瘤药物所致的肝损伤以急

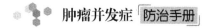

性肝损伤为主，主要包括肝细胞性肝损伤、胆汁淤积性肝损伤及混合性肝损伤。慢性肝损伤主要包括慢性肝炎、慢性胆汁淤积、脂肪变性、导管损伤、纤维化及肝血管性病变。及早地发现及干预药物性肝损伤可将损伤降到最低，有利于改善患者的预后。

一、发病机制

1. 西医病因病理

目前，随着各种肿瘤发病率的升高，抗肿瘤治疗的研究越来越多，相应地，由抗肿瘤药物导致的相关脏器损伤的研究也越来越深刻。目前药物性肝损伤主要有以下两个方面。

（1）细胞色素 P450（cytochrome P450，CYP）

大部分的药物进入机体后，在肝脏参与代谢，而肝脏代谢的途径主要分为Ⅰ相代谢和Ⅱ相代谢，Ⅰ相代谢中的关键酶即 CYP。Ⅰ相代谢包括氧化、水解和还原反应。药物进入机体后被运输至肝脏，在肝脏与 CYP 发生一系列反应，产生自由基及亲电子基团等活性成分，代谢产物与谷胱甘肽（glutathione，GSH）相结合，正常情况下完成一系列反应后药物代谢完成，对肝脏未产生损害，但是对药物剂量过高或药物代谢异常的患者而言，药物与 CYP 反应产生的活性成分过高，从而导致 GSH 消耗过多，导致代谢产物与细胞膜表面磷脂质的不饱和脂肪酸发生过氧化反应，破坏了细胞膜的稳定性，导致肝细胞坏死、线粒体损伤等，从而在临床上表现出肝损伤的一系列症状及体征。此外，亲电子基团还可与肝细胞的某些亲核基团共价结合，使肌动蛋白凝聚，破坏细胞膜的稳定性。药物及其代谢产物可干扰代谢过程，影响胆汁酸的分泌，从而导致胆汁淤积性肝损伤。

（2）特异质反应

包括过敏性反应和代谢性反应。过敏性反应主要是指药物本身或者其代谢产物作为外来的抗原进入机体后产生相应的抗体，而所产生的抗体可以选择性地与内源性的蛋白质结合，从而产生一种新的抗原，新抗原在体内运输的过程中，被机体的免疫细胞所识别，激发体内的免疫反应，产生相应的细胞因子传递信息，从而对肝细胞进行特异性损伤，甚至导致肝细胞死亡；而代谢性反应，主要与遗传有关，人群中发病率比较低。

2. 中医病因病机

药物性肝损伤归属于中医学"黄疸""胁痛""虚劳""痞满""臌胀"

等范畴,《素问·刺法论》言:"正气存内,邪不可干",正气亏损、气血阴阳失和于内,外合"药毒"之邪是药物性肝损伤的致病之因。药物性肝损伤由正气亏虚、药毒郁积以致肝脾功能失调,气虚、气滞、水湿、火毒、瘀血等相互交杂为患而成,病性虚实夹杂,病位多在脾、肝胆及肾。

二、临床表现

药物性肝损伤在临床上既可表现为急性肝损伤,又可表现为慢性肝损伤,以急性肝损伤多见。

急性肝损伤中的肝细胞性损伤早期可表现为乏力、食欲缺乏、上腹部不适、恶心、呕吐等,继而出现黄疸,严重者可出现肝性脑病或肝衰竭,血液学检查可发 ALT 及 AST 均明显升高,TBIL 亦升高。单纯的胆汁淤积性早期无明显临床症状,起病比较隐匿,一般无发热、黄疸等症状,中后期可出现轻度黄疸,血液学检查可出现 AST 升高。

慢性肝损伤中的脂肪变性早期即有比较明显的症状,一般为恶心、呕吐、上腹部不适等消化系统症状,同时伴有肾功能减退、尿色深、少尿等肾功能损伤的症状,血液学检查提示 AST 及 ALT 明显升高,血清 TBIL 低于 17.1 μmol/L 或高于 51.3 μmol/L,预后较差。肝血管性主要表现为门静脉高压症状,即黄疸、腹腔积液等。

三、诊断标准

药物性肝损伤是一种排除性诊断,诊断时要排除其他引起肝损伤的病因和原有肝基础疾病的复发及进展,且无法用其他治疗手段及原发病解释。

诊断药物性肝损伤依赖以下几个方面。

(1)药物暴露或停药与肝脏的血液学指标的改变有明确、合理的时效关系。

(2)肝损伤的临床表现与可疑药物已报道的肝毒性一致。

(3)停药或减少用药剂量后肝损伤得以改善或恢复正常。

(4)再次用药后肝损伤再次出现或者加重。

存在以上条件后应满足以下任意条件。

①ALT≥5 ULN。

②ALP≥2 ULN(尤其是伴随 γ-谷氨酰转移酶升高且排除骨骼疾病引起的 ALP 水平升高)。

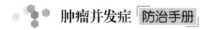

③ALT≥3 ULN 且 TBIL≥2 ULN。

④排除其他常见病因的实验室检查，见表4-4。

表4-4　其他常见疾病的实验室检查

疾病	实验室检查
甲型、乙型、丙型、戊型病毒性肝炎	抗-HAV（IgM），HBsAg，抗-HBc，HBV DNA，抗-HCV，HCV RNA，抗-HEV（IgM 和 IgG），HEV RNA
CMV、HSV、EBV 感染	抗-CMV（IgM 和 IgG），抗-HSV（IgM 和 IgG），抗-EBV（IgM 和 IgG）
自身免疫性肝炎	ANA 和 ASMA 滴度，IgG，IgA，IgM
原发性胆汁性胆管炎	AMA（尤其 AMA-M2）滴度，IgG，IgA，IgM
酒精性肝病	饮酒史、GGT，MCV
非酒精性脂肪性肝病	超声或 MRI
缺氧/缺血性肝病	病史：急性或慢性充血性心力衰竭、低血压、缺氧、肝静脉阻塞，超声或 MRI
胆管疾病	超声或 MRI、ERCP（视情况而定）
Wilson 病	铜蓝蛋白
血色素沉着病	铁蛋白、转铁蛋白饱和度
α1-抗胰蛋白酶缺乏症	α1-抗胰蛋白酶

注：HAV. 甲型肝炎病毒；IgM. 免疫球蛋白 M；HBsAg. 乙型肝炎表面抗原；抗-HBc. 乙型肝炎核心抗体；HBV. 乙型肝炎病毒；HCV. 丙型肝炎病毒；HEV. 戊型肝炎病毒；IgG. 免疫球蛋白 G；CMV. 巨细胞病毒；HSV. 单纯疱疹病毒；EBV. EB病毒；ANA. 抗核抗体；ASMA. 抗平滑肌抗体；AMA. 抗线粒体抗体；GGT. γ-谷氨酰转移酶；MCV. 平均红细胞体积；MRI. 磁共振成像；ERCP. 经内镜逆行胆胰管成像；DILI. 药物性肝损伤。

四、治疗方法

1. 西医治疗

（1）发生药物性肝损伤后及时停用可能导致肝损伤的药物为最重要的举措，部分患者肝功能可自行改善，部分患者发展为慢性肝损伤。对于不能停用的抗肿瘤药物，出现以下情况时应减少用量或者更换化疗方案：①ALT 或 AST＞8 ULN；②ALT 或 AST＞5 ULN，且持续 2 周；③ALT 或 AST＞

3 ULN，且 TBIL > 2 ULN 或国际标准化比值 > 1.5；④ALT 或 AST > 3 ULN，伴随疲乏、恶心、呕吐、上腹部不适、发热、皮疹较前加重和（或）嗜酸性粒细胞增多（ > 5% ）。

（2）支持治疗

①注意休息，对于重度肝损伤患者要绝对卧床休息；②加强蛋白、热量及各种维生素摄入，为肝细胞的修复提供物质基础。

（3）药物治疗

①抗感染保肝为主：甘草酸制剂类、水飞蓟素类；②抗自由基损伤为主：硫普罗宁、还原型 GSH、N - 乙酰半胱氨酸；③保护肝细胞膜为主：多烯磷脂酰胆碱；④促进肝细胞代谢：腺苷蛋氨酸、葡醛内酯、复合辅酶、门冬氨酸钾镁；⑤促进肝细胞修复、再生：促肝细胞生长因子；⑥促进胆红素及胆汁酸代谢：腺苷蛋氨酸、门冬氨酸钾镁、熊去氧胆酸；⑦一些中药制剂：护肝宁、护肝片、双环醇、五灵胶囊等也可选择；⑧症状严重者、重度黄疸在没有禁忌证的情况下可短期应用糖皮质激素治疗。

（4）对于有肝衰竭的重症患者而言可行肝移植，但存在肿瘤的基础疾病，一般预后较差。

2. 中医辨证论治

（1）热毒蕴盛型

主症：面黄、发热，无汗或但头汗出，口渴欲饮，恶心呕吐，腹微满，小便短赤，大便不爽或秘结。舌红苔黄腻，脉沉数或滑数有力。

治则：清肝解毒，泄热凉营。

方药参考：茵陈蒿汤。茵陈 15 g，栀子 9 g，大黄 6 g。

（2）湿痰瘀阻型

主症：恶心呕吐，腹微满，小便短赤，大便不爽或秘结。舌红苔黄腻，脉沉数或滑数有力。

治则：清毒化湿，健脾祛瘀。

方药参考：茵陈蒿汤合胃苓汤加减。茵陈 15 g，栀子 9 g，大黄 6 g，猪苓、泽泻、白术、茯苓、苍术、厚朴、陈皮、炙甘草、肉桂各 6 g。

（3）寒湿阻遏型

主症：身目俱黄，黄色晦暗不泽或如烟熏，右胁疼痛，痞满食少，神疲畏寒，腹胀便溏，口淡不渴。舌淡苔白腻，脉濡缓或沉迟。

治则：温中化湿，健脾利胆。

方药参考：茵陈术附汤。茵陈 15 g，附子、干姜各 6 g，白术 12 g，甘草 6 g。

（4）肝郁脾虚型

主症：两胁作痛，头痛目眩，口燥咽干，神疲食少，或月经不调，乳房胀痛。脉弦而虚。

治则：疏解毒邪，健脾疏肝。

方药参考：逍遥散合四君子汤加减。当归、茯苓、白芍、柴胡、人参、白术、茯苓各 9 g，炙甘草 6 g。

（5）肝肾阴虚型

主症：胸脘胁痛，吞酸吐苦，咽干口燥。舌红少津，脉细弱或虚弦。

治则：滋补肝肾，养阴解毒。

方药参考：一贯煎加减。北沙参、麦冬、当归身各 9 g，生地黄 18 g，枸杞子 9 g，川楝子 6 g。

第七节　药物所致肾毒性

药物所致肾毒性是指药物本身或其代谢产物对肾脏产生的可逆或不可逆的损伤。肾脏是人体内代谢和排泄的重要器官，但随着各种抗肿瘤药物的使用，对肾脏造成损伤的案例逐渐增多。药物所致肾功能损伤主要包括急性肾损伤和慢性肾损伤，严重的可能出现急性、慢性肾衰竭。结合既往研究，考虑药物所致肾毒性多为肾脏血流量较大，大量药物及药物代谢产物在此浓聚，导致肾小管上皮细胞吸收药物过高，从而对肾脏造成可逆或不可逆的损伤。因此，加强对药物所致肾毒性的认识，及早发现或者减少肾功能损伤的发生显得极为重要。

一、发病机制

1. 西医病因病理

抗肿瘤药物对肾脏的损伤在作用机制方面主要分为直接损伤和间接损伤，考虑与以下几个方面相关。

（1）直接损伤是指抗肿瘤药物或其代谢产物直接作用于肾小管、肾小球的上皮细胞，从而对肾脏产生损伤。

（2）间接损伤是指抗肿瘤药物杀伤肿瘤细胞或正常细胞后产生的物质

在肾脏排泄过程中对肾脏造成的损伤，主要包括肾前性损伤和肾性损伤。

1）肾前性损伤：代表药物为阿霉素，阿霉素对心脏的影响是巨大的，可通过引起心肌细胞的自噬、凋亡等导致心力衰竭的发生，从而导致机体射血减少，影响全身血流量，进而影响肾脏血流后导致肾脏损伤的发生。

2）肾性损伤：包括肾小球损伤和肾小管－间质损伤。

①肾小球损伤的代表药物为阿霉素，阿霉素可直接作用于肾小球和肾小管上皮细胞，使上皮细胞坏死、脱落，其脱落的坏死细胞流经近端小管时，可阻塞近端小管，导致肾小管内的压力增高，损伤肾脏。

②肾小管－间质损伤的代表药物为顺铂、氨甲蝶呤等，顺铂进入机体后可与体内的血浆蛋白结合，后经肾脏排泄，在经肾脏排泄的过程中，其代谢物既可在肾小球过滤，又可在肾小管分泌与重吸收，顺铂对肾脏的损伤考虑其在肾近端小管上皮细胞外与 GSH 结合形成 GSH 共轭物，GSH 共轭物进一步被 GGT 催化水解，形成产物半胱氨酸－甘氨酸共轭物。半胱氨酸－甘氨酸共轭物通过氨基二肽酶进一步代谢为半胱氨酸结合物，半胱氨酸结合物进入近端小管上皮细胞后通过半胱氨酸－S－结合 β－裂解酶进一步代谢为硫醇，硫醇可与细胞大分子共价结合对细胞产生一系列的不良反应，包括细胞非蛋白巯基的消耗、胞质游离钙的增加和脂质过氧化，最终导致细胞死亡，导致近曲小管坏死，影响其重吸收功能，严重影响肾功能。氨甲蝶呤主要在肾脏进行排泄，常规用量时，氨甲蝶呤多数以原型在肾脏中排泄，当尿液中氨甲蝶呤浓度过高，且呈酸性时，易在肾小管及集合管形成结晶，以阻塞肾脏内部管腔结构，严重影响肾功能，其代谢产物易沉积于远端小管，引起肾内阻塞性疾病，从而影响肾功能；当大量使用氨甲蝶呤时，可直接导致近端小管的坏死，导致肾衰竭。

2. 中医病因病机

化疗引起的肾功能损伤病性属本虚标实，病位以肾为主，兼见脾肺二脏。化疗药物在发挥抗肿瘤作用的同时，可能直伤肾，使肾失封藏，无法闭藏精微；或毒伤肾络，瘀血内阻。肾主一身之水，肾虚则水失所主，水漫脾肺，故见一身皆肿。肾脏亏虚、毒瘀肾络是化疗引起肾功能损伤的核心病机。

二、临床表现

临床上可表现为血尿、白细胞尿、蛋白尿，尿白细胞中有较多嗜酸性粒

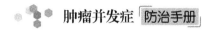

细胞（可＞30%），可伴肾功能不全、发热、药疹等。由于肾损伤时影响肾脏的重吸收与分泌作用，可出现低钠血症、顽固性低钾血症、低钙血症等电解质紊乱，此时临床表现为手足抽搐，甚至癫痫发作样症状。

三、诊断标准

诊断药物所致肾损伤一般结合患者用药史、症状、体征及辅助检查，首先考虑是否存在以下几个方面。

①药物暴露或停药与反应机体肾功能的临床症状的改变有明确、合理的时效关系。

②肾功能损伤的临床表现与可疑药物已报道的肾毒性一致。

③停药或减少用药剂量后肾损伤得以改善或可以恢复正常。

④再次用药后肾损伤再次出现或者加重。

辅助检查如下。

①血生化：包括血常规、电解质、肾功能等。

②肾脏超声：药物所致的急性间质性肾炎 B 超常显示双肾体积对称性增大。

③核素检查：对诊断药物所致的间质性肾炎有较大的帮助。

四、治疗方法

1. 西医治疗

（1）对于存在严重肾毒性的药物应该及时减量甚至更换治疗方案。

（2）药物治疗

①利尿剂：对于氨甲蝶呤类易通过形成结晶的方式损伤肾脏的抗肿瘤药物，可通过大量饮水后使用利尿剂加快肾脏的冲洗，但此方式不适用于有肾脏基础疾病的患者，以免增加肾脏负荷，进一步恶化肾功能。

②肾上腺皮质激素：对于抗肿瘤药物引起的急性过敏性间质性肾炎可以使用糖皮质激素，如泼尼松 $1 \sim 2$ mg/（kg·d），疗程 $1 \sim 2$ 周，可明显改善肾功能。对于表现为肾病综合征或肾炎综合征的药物所致肾损伤也可酌情使用肾上腺皮质激素。

③肾小管上皮细胞保护及促进细胞再生药物：包括虫草制剂；或大剂量维生素 E，每天 3 次，每次 $100 \sim 200$ mg，可在一定程度上改善肾功能。

（3）透析疗法

急性肾衰竭时采用血液净化或腹膜透析治疗，有助于药物的清除，将药物对肾脏的损伤降到最低。

（4）肾移植

对于严重肾损伤所致的肾衰竭可行肾移植术，但原发性疾病的存在使得预后极差，一般不推荐。

2. 中医辨证论治

（1）气阴两虚型

主症：肢体水肿，头晕目眩，腰膝酸软，低热倦怠，手足心热，短气易汗。舌偏红少苔，脉沉细或细数无力。

治则：益气养阴。

方药参考：参芪地黄汤加减。黄芪 30 g，人参 15 g，熟地黄 15 g，牡丹皮、茯苓各 10 g，泽泻、山药、山茱萸各 15 g。

（2）肝肾阴虚型

主症：腰膝酸痛，头晕耳鸣，失眠多梦，五心烦热，潮热盗汗。舌红少津无苔，脉细数。

治则：滋补肾阴。

方药参考：六味地黄丸加减。熟地黄 15 g，山茱萸、山药各 12 g，牡丹皮、茯苓、泽泻各 9 g。

（3）肾虚不摄型

主症：尿浊，大量蛋白尿。食少肌瘦，腰膝酸软，目眩耳鸣。遗精、滑精、白浊，小便频数，女子带下。舌淡苔白，脉沉弱。

治则：益肾固精。

方药参考：无比山药丸合水陆二仙丹加减。山茱萸 15 g，泽泻 12 g，熟地黄 15 g，茯苓 12 g，巴戟天 10 g，怀牛膝 15 g，赤石脂 10 g，山药 25 g，杜仲 15 g，菟丝子 15 g，肉苁蓉 15 g，芡实 15 g，金樱子 15 g。

（4）肾络瘀闭型

主症：小便短少，尿细如线，甚则阻塞不通，小腹胀满疼痛。舌质紫暗或有瘀点，脉细涩。

治则：行瘀散结，通利水道。

方药参考：桃核承气汤合抵当汤加减。桃仁 12 g，桂枝 9 g，当归 9 g，大黄 12 g，芒硝 6 g，水蛭 6 g，虻虫 6 g，甘草 6 g。

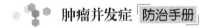

（5）湿毒互结型

主症：水肿，身发疮痍，甚则溃烂，或咽喉红肿，或乳蛾肿大疼痛，继则眼睑水肿，延及全身，小便不利，恶风发热。舌质红，苔薄黄，脉浮数或滑数。

治则：宣肺解毒，利尿消肿。

方药参考：麻黄连翘赤小豆汤合五味消毒饮加减。麻黄 9 g，连翘 12 g，赤小豆 15 g，茯苓 20 g，积雪草、金银花、野菊花、蒲公英、紫花地丁、紫背天葵子各 15 g。

第八节　药物所致神经毒性

药物所致神经毒性是指使用抗肿瘤药物后出现的以感觉神经受累为主，表现为双侧、对称性分布的麻木和刺痛等感觉异常，呈剂量依赖性，与抗肿瘤药物种类及个人体质相关。药物所致神经毒性主要包括中枢性神经异常、周围性神经异常及感受器毒性三个方面，其中以周围性神经异常为主。药物所致神经毒性不仅影响患者的正常生活，而且在一定程度上会影响抗肿瘤药物的疗效。因此，重视药物所致神经毒性对改善患者身心健康尤为重要。

一、发病机制

1. 西医病因病理

目前，虽然对抗肿瘤药物引起的不良反应机制的研究越来越深，但是药物所致神经毒性的机制尚不明确，根据既往研究，考虑不同化疗药物具有不同的致病机制，主要与以下几个方面相关。

（1）背根神经节

与此靶点相关的化疗药物包括紫杉醇类、铂类和沙利度胺等，但具体机制不完全相同。紫杉醇类化疗药物作用机制为药物主要作用于细胞的微管蛋白。微管蛋白是组成纺锤体的重要成分，而纺锤体形成是细胞分裂所必需的阶段，因此紫杉醇通过影响细胞分裂发挥抗肿瘤的作用。紫杉醇类化疗药物在影响肿瘤细胞的同时作用于正常细胞，通过促进正常细胞背根神经节附近微管的凝聚导致微管形成受干扰，从而影响信号在突触上传递的速度，产生神经毒性。另一项研究表明，紫杉醇类药物影响轴突中线粒体，线粒体膨胀后其内部钙离子释放，从而影响神经的兴奋性，最终导致神经毒性。铂类引起神经毒性的机制是由于背根神经节周围缺少屏障保护，因此铂类易在此浓聚，从而引起细胞、细胞核及核仁的皱缩，导致 DNA 释放，利于铂类与 DNA 结合，其结合物减慢轴突物质的运输且促进神经元的凋亡，从而导致神经毒性。沙利度胺导致神经毒性相关机制主要考虑其抗血管生成的同时导致背根神经节附近血供减少，减少了神经元的营养供给，从而影响突触的活动，临床上表现出神经毒性的相关症状。

（2）施万细胞

与此靶点相关的化疗药物有硼替佐米，该化疗药物可以影响神经中的施万细胞和髓鞘，从而减慢各种信号在神经上的电传导速度，因此出现感觉异常。

（3）除了上述所提到的靶点，有研究发现卫星细胞、脊髓神经元细胞、神经胶质细胞等也是化疗药物引起神经毒性的靶点，但具体机制尚不明确。

2. 中医病因病机

《儒门事亲·指风痹痿厥近世差玄说》指出："夫四末之疾，动而或痉者，为风；不仁或痛者，为痹；弱而不用者，为痿；逆而寒热者，为厥；此其状未尝同也。故其本源，又复大异。"化疗相关神经毒性可归属中医学"痹证""痿证"等范畴，病性总体上分为虚实两种。属虚者，多因药物耗损气血，气虚则血行瘀滞，或阴血虚而阳气化风。属实者，多为药毒侵犯、销铄肌肉，或气滞血瘀。

二、临床表现

药物所致神经毒性最常见的为周围性神经异常。感觉神经病变主要表现为双侧、远端、对称性感觉障碍，以麻木、刺痛为主，严重者可发展为肌肉及关节酸痛；运动系统方面则表现为机体无力、肌肉痉挛或走路的姿势发生改变；自主神经症状方面表现为多汗、直立性低血压、腹泻或便秘等。

三、诊断标准

药物所致神经损伤是一种排除性诊断，诊断时要排除其他引起神经损伤的病因和原有基础疾病的复发及进展，且无法用其他治疗手段及原发病所解释。

诊断药物所致神经损伤要依赖以下几个方面。

（1）药物暴露或停药与反应机体神经功能的临床症状的改变有明确、合理的时效关系。

（2）神经损伤的临床表现与可疑药物已报道的神经毒性一致。

（3）停药或者减少用药剂量后神经损伤得以改善或者可以恢复正常。

（4）再次用药后神经损伤再次出现或者加重。

因此，在使用抗肿瘤药物之前建议全面检查神经系统，建议使用棉签或木棍检查患者触觉状态，使用不同温度的物体来评估温感，音叉试验评估震感等。

四、治疗方法

1. 西医治疗

（1）对于存在严重神经毒性的药物，应该及时减量甚至更换治疗方案。

（2）药物治疗

1）镇痛药物的选择

①5-羟色胺再摄取抑制剂和去甲肾上腺素再摄取抑制剂：代表药物为度洛西汀，已经有研究证明了度洛西汀在治疗药物所致神经毒性中周围神经性疼痛的效果，使用度洛西汀5周后，外周性神经疼痛症状可明显缓解，但是度洛西汀经肝脏代谢，在代谢过程中容易与其他经肝脏代谢的药物产生相互作用。度洛西汀被强烈推荐用于药物所致神经毒性的一线治疗。

②γ-氨基丁酸受体阻滞剂：代表药物为普瑞巴林，普瑞巴林是一种新型的γ-氨基丁酸受体阻滞剂，研究表明，对紫杉烷类化疗药物引起的周围神经性疼痛有较好的疗效，被强烈推荐作为紫杉烷类化疗药物引起的神经损伤的优先选择。

③局部治疗贴剂和各种凝胶制剂：辣椒素贴剂、利多卡因贴剂被推荐用于药物所致神经性疼痛的二线治疗，使用后可改善患者局部疼痛症状，降低疼痛敏感性。

④阿片类口服药：化疗期间使用盐酸羟考酮可减轻药物所致神经毒性导致的疼痛事件发生，三线推荐阿片类药物用于药物所致神经毒性相关的疼痛。

⑤非阿片类镇痛药：非甾体抗炎药在直接治疗神经损伤相关疼痛时效果欠佳，但可有效缓解神经损伤引起的组织肿胀所致的疼痛，因此非阿片类镇痛药可用于此种类型的镇痛。

2）营养神经药物的选择

①钙镁合剂：成分包括葡萄糖酸钙和硫酸镁，研究表明可以通过调节离

子通道，来影响神经突触的代谢，通常认为用在奥沙利铂前可以缓解其神经毒性。

②维生素：B族维生素中的甲钴胺及维生素E的作用已在相关的研究中得到证实，其可缓解化疗药物引起的神经损伤，使用后可营养神经。

（3）非药物治疗

1）针灸

针灸有利于疏通筋脉，调节体内阴阳，从微观上看，针灸可以调节体内离子通道，调节离子浓度，增强抗氧化能力，改善神经周围环境。

2）外洗

使用温经通络的方子外洗配合药物内服，效果较单用内服药物效果更佳。

2. 中医辨证论治

（1）气滞血瘀型

主症：肢体麻木或疼痛，胁痛，痛处固定，烦躁心悸。舌质暗，有瘀斑，苔白或黄，脉弦涩。

治则：行气活血。

方药参考：血府逐瘀汤。桃仁12 g，红花、当归、生地黄、牛膝各9 g，川芎、桔梗各9 g，赤芍、枳壳、甘草各6 g，柴胡3 g。

（2）热毒炽盛型

主症：肢体疼痛剧烈，局部红热，得冷则舒，肢体肌肉销铄痿软，日轻夜重，多兼有发热，口渴，烦闷不安。舌质红，苔黄腻或黄燥，脉滑数。

治则：清热解毒，养阴通络。

方药参考：白虎加桂枝汤合四妙勇安汤。石膏30 g，知母15 g，桂枝12 g，金银花、玄参、当归各12 g，甘草6 g。

（3）气虚血瘀型

主症：肢体麻木，疲乏无力，腹部胀满，头昏身重。舌质淡紫或舌体胖大边有齿痕，舌苔白腻，脉沉细或弦细等。

治则：补气活血祛瘀。

方药参考：补阳还五汤加减。黄芪60 g，当归、苏梗各12 g，地龙、桃仁各10 g，红花、川芎各6 g，桑寄生、赤芍、丹参、党参各12 g。

（4）血虚生风型

主症：肢体麻木、疼痛或震颤，疼痛呈电击样，肌肉萎缩，日轻夜重，

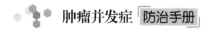

乏力，心悸，面色萎黄，爪甲不荣。舌质淡，苔薄白或苔少。

方药参考：当归蒺藜煎。熟地黄 20 g，当归、白芍各 15 g，川芎、蒺藜各 12 g，防风、荆芥穗、白芷各 9 g，制首乌 6 g，炙甘草 6 g。

第九节　药物所致皮肤毒性

药物所致皮肤毒性是抗肿瘤治疗的常见不良反应，尤其是化疗、靶向及免疫治疗。与这些疗法相关的皮肤毒性表现形式多样，包括皮疹、痤疮样皮疹、瘙痒、皮肤干燥、指甲或甲周改变（甲沟炎）、皮肤红斑、手足皮肤反应、毛细血管扩张、毛发改变（如斑秃、脱发、睫毛过粗、毛发过多等）和色素沉着等。这些症状不仅会引起身体疼痛和不适，还会导致心理痛苦。皮肤毒性可导致治疗延迟甚至中断，从而影响临床预后。预防皮肤毒性和有效的早期管理可以降低痛苦和治疗延误的风险。

一、发病机制

1. 西医病因病理

（1）化疗药物所致皮肤毒性

①脂质体阿霉素会导致皮肤脱靶性蓄积，其更容易在足部皮肤累积，造成皮肤毒性；另外摩擦和反复的创伤可能损害丰富的毛细血管网络导致药物外渗入皮肤，从而引起皮肤毒性反应。②胸苷磷酸化酶是卡培他滨代谢成 5 – 氟尿嘧啶的重要酶，其存在于人表皮角质细胞中，因此，卡培他滨诱导的皮肤毒性的机制可能是掌、足底皮肤中角质细胞的胸苷磷酸化酶活性更高，从而导致局部 5 – 氟尿嘧啶的产生和蓄积。

（2）分子靶向药物所致皮肤毒性

皮肤毒性是分子靶向药物，特别是表皮生长因子受体 – 酪氨酸激酶抑制剂（epidermal growth factor receptor-tyrosine kinase inhibitor，EGFR-TKI）最常见的不良反应之一。EGFR 对皮肤生理学有多种作用，包括刺激表皮生长、抑制分化、加速伤口的愈合等。研究表明 EGFR 在表皮角质细胞、毛囊滤泡、上皮脂肪层、外分泌腺体、树突状抗原呈递细胞中均有表达，特别在增殖的未分化角质细胞中表达尤为丰富。未分化角质细胞较为集中的区域是表皮的基底层、基底部上层和毛囊的外根鞘部，这些部位是 EGFR 抑制剂作用的潜在靶点，也是皮疹发生的解剖基础。EGFR 抑制剂导致痤疮样皮疹的病理机制尚未完全明确，一般认为主要是影响皮肤滤泡和间质细胞表皮生长因子信号通路。

（3）免疫治疗相关的皮肤毒性

皮肤不良反应是常见的免疫相关不良反应之一，在所有接受免疫治疗的患者中，30%~50%的患者会产生皮肤不良反应，多表现为皮疹、瘙痒、白癜风、皮肤干燥症、黏膜相关的不良反应等。皮肤不良反应的发生机制尚未完全明确，有研究表明或与嗜酸性粒细胞、IL-6、IL-10和IgE的升高相关，这也可能是免疫相关皮肤不良反应的治疗靶点。

2. 中医病因病机

中医学认为，本病属于"药毒疹"范畴，发病机制是由于患者先天禀性不耐，遭受药毒内侵，导致风、热、湿毒率先滞于皮肤腠理所致。禀赋为血热之体，遭受药毒，则导致血热夹毒壅盛于肌肤，出现以红色斑疹为主的血热发疹证；禀赋为湿热之体，遭受药毒侵扰，则导致湿热夹毒壅滞肌肤，出现以红色斑疹及水疱为主的湿热发斑证；如中药毒深重，外发肌肤则发生斑、水疱、大疱，内侵脏腑则出现气营两燔证；后期症状减退，因热病伤阴耗气故表现出热盛伤阴证。

二、临床表现

（1）皮疹

在诸多化疗药物中均可出现，是化疗药导致过敏反应的皮肤表现。比如紫杉醇和多西他赛均可引起面部、四肢或者臀部等处的斑丘疹，继发感染可致脓疱疹。铂类和博来霉素，也可导致呈现典型的荨麻疹或非特异性皮疹。EGFR-TKI的皮肤毒性中最突出的是痤疮样皮疹，也是皮肤毒性中最不能耐受的一类。这类皮疹的临床表现与寻常痤疮相类似，表现为小脓疱、斑丘疹样小疱疹，多分布于脂溢性区域，如躯干的上半部、面部、颈部和头皮，故命名为痤疮样皮疹。

（2）色素沉着

主要指的是黑色素异常增多，根据范围大小可分为弥漫性和局限性色素沉着。如阿霉素类药物导致指甲面的色素沉着，呈弥漫或条带状改变，而条带的形成可能与化疗药物治疗的中断紧接着指甲继续生长有关。

（3）手足综合征

主要发生于身体受压区，如手掌和足底。特征表现为麻木、感觉异常，

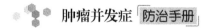

皮肤肿胀或红斑，脱屑、皲裂、硬结样水泡或严重的疼痛等。多见于应用 5 - 氟尿嘧啶和替吉奥、卡培他滨的患者。

（4）脱发

约65%接受抗肿瘤治疗的患者会出现脱发，并由此带来严重困扰。绝大部分的化疗药如紫杉类、蒽环类、抗代谢类和长春碱类等均会导致脱发，甚至有部分患者会出现眉毛、睫毛、腋毛等的脱落。然而绝大部分患者在停用化疗药3~6个月后，头发可以再次恢复。

（5）指甲改变

紫杉醇和多西他赛均可以导致指甲脱落，紫杉醇类药物还可以引起指甲下出血或裂片形出血、Beau 线和 Mees 线等。

三、诊断标准

药物所致皮肤毒性诊断标准见表4-5。

表4-5　NCI-CTCAE V5.0 有关皮肤毒性的评定和分级标准

分级	1	2	3	4	5
皮肤干燥	无症状	有症状，但不干扰日常生活	有症状且干扰日常生活		
脱发（头发或体毛）	变稀或斑秃	全秃			
色素沉着	轻微或局灶性	明显或广泛性			
指甲改变	变色，脊皱，反甲，凹甲，混浊样改变	部分或整个指甲的缺失或伴甲床疼痛	干扰日常生活		
光敏性	无痛性红斑	痛性红斑	红斑伴脱皮	威胁生命或功能障碍	死亡
瘙痒	轻微或局灶性	强烈或广泛性	强烈或广泛性且干扰日常生活		

续表

分级	1	2	3	4	5
毛细血管扩张	少	中等量	多且融合		
皮疹/脱屑	无症状的斑点、丘疹或红斑	伴有瘙痒或有症状的斑点、丘疹或红斑；局灶性脱屑，面积<体表面积的50%	严重而广泛的斑点、丘疹、红斑或疱疹；脱屑面积>体表面积的50%	广泛性表皮剥脱，形成溃疡，大疱性皮炎	死亡
皮疹/痤疮样	处理后消失	处理后仍存在	伴有疼痛、毁容、溃疡或脱皮		死亡
皮疹/手足皮肤反应	轻微的皮肤改变（如红斑）或皮炎，不伴疼痛	皮肤改变（如脱皮、水疱、出血或水肿）或伴疼痛，不干扰功能	溃疡性皮炎，皮肤改变伴疼痛，干扰功能		
其他未分类	轻度	中度	严重	威胁生命或功能障碍	死亡

四、治疗方法

1. 西医治疗

（1）支持疗法

局部伤口的护理，有助于康复和预防感染；使用镇痛药以减轻疼痛；减少皮脂分泌，清除皮肤过多油脂，祛除毛孔堵塞物，使皮脂外流通畅；使用去头屑的洗发水；穿着较为宽松的衣物和软底鞋；不推荐热水泡浴；避免对皮肤产生不必要的压迫等。

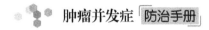

（2）脱发、色素沉着

一般可以不予处理，一旦停药，多能迅速减轻或消失。

（3）甲沟炎

可以局部使用75%的乙醇湿敷，或局部涂抹抗生素类软膏，若症状无缓解，可予口服抗生素或请外科治疗。

（4）手足综合征

在给药期间使用冰袋贴敷在手腕和踝关节部位，能够明显降低手足综合征的发生率和严重程度；维生素 B_6 能够减少 5 - 氟尿嘧啶连续输注时手足综合征的发生率和严重程度；如果出现水疱要请医务人员处理，出现脱皮时不要用手撕，可以用消毒的剪刀剪去掀起的部分。

（5）皮疹

常用的方法包括局部使用抗生素、类固醇激素，或口服抗生素、免疫调节剂等。有学者报道每日口服多西环素 100 mg，连续 3 周左右，能明显减轻皮疹。重度反应者推荐减少药物的剂量，同时使用冲击剂量的甲泼尼龙。若重度反应在 2~4 周没有缓解，除了相应治疗，推荐停药。局部红斑丘疹、瘙痒甚者，用炉甘石洗剂、三黄洗剂外搽。

2. 中医辨证论治

（1）药疹初期：风热蕴肤型

主症：发病急骤，皮肤淡红色斑片，表面有少量鳞屑；伴心烦口渴，大便干，尿微黄。舌红，苔白或薄黄，脉浮数。

治则：疏风清热除湿。

方药参考：益肺消疹方加减。百合 30 g，紫草 15 g，党参 15 g，茯苓 15 g，麦冬 15 g，灵芝 15 g，桔梗 10 g，牡丹皮 10 g，蝉蜕 10 g，防风 10 g，白花蛇舌草 20 g，甘草 6 g。

（2）药疹中期：湿热蕴结型

主症：皮疹色鲜红，可有较多水疱，或口腔糜烂，自觉痒痛；可伴有发热，咽干，尿赤便秘。舌红，苔黄腻，脉弦滑。

治则：宣畅气机，清热利湿解毒。

方药参考：三仁汤合二妙散。麻黄 9 g，杏仁 6 g，薏苡仁 15 g，生石膏 30 g，白蔻仁 6 g，苍术 6 g，黄柏 6 g，茯苓 15 g，大枣 3 枚。

（3）药疹后期：热盛伤阴型

主症：皮损浸润、肥厚、色泽暗淡、瘙痒不止，皮肤干燥，抓痕累累，面色白，口干思饮。舌淡或红，脉细缓。

治则：清热润燥，益气养阴。

方药参考：沙参麦冬汤。沙参、麦冬各 9 g，玉竹 6 g，甘草 3 g，生扁豆、冬桑叶、天花粉各 6 g。

第十节　药物所致口腔黏膜炎

口腔黏膜炎是一种炎症性或溃疡性口腔黏膜病变，发生在接受常规化疗的 20%～40% 患者中。口腔黏膜为上皮细胞，抗肿瘤治疗的药物能抑制上皮细胞更新，破坏口腔正常生理功能、微生物生态环境，进而引起口腔黏膜炎，表现为口腔黏膜不同程度的炎性改变、干燥、敏感、疼痛、溃疡等不适症状。比较严重的口腔黏膜炎可导致患者口腔疼痛、吞咽困难、进食困难、脱水、生活质量下降等，使患者抗拒抗肿瘤治疗，延长住院时间，增加住院费用，甚至可能导致抗肿瘤治疗的中断，影响患者预后。

一、发病机制

1. 西医病因病理

药物所致口腔黏膜炎的病因病理主要包括以下 4 个阶段：最初的炎症阶段，化疗药物直接损伤细胞并发生氧化应激反应，释放自由基，激活固有免疫反应，从而增加促炎细胞因子等应激反应，导致局部组织损伤和血管增加。在第二阶段或上皮期，化疗药物影响细胞周期的 S 期，导致口腔中细胞分裂率降低。这会导致细胞更新减少、萎缩和溃疡。第三阶段，出现全部侵蚀的局部区域，这些区域可能合并混合菌群感染，特别是革兰阴性菌群的二次定植生物体，提供内毒素的来源，进而刺激细胞因子的释放并加重病情。第三阶段或溃疡/细菌阶段，症状最严重，通常发生在患者中性粒细胞减少至最低点的时间（第 6～12 天）。第四阶段或愈合阶段，发生在癌症治疗结束后的 2～4 周，来自黏膜下层细胞外基质的信号传导，溃疡边缘的上皮细胞增殖迁移，黏膜炎进入愈合期。

2. 中医病因病机

药物所致口腔黏膜炎属中医学"口疮""口糜"等范畴，火热毒邪致病，热邪耗伤气阴是口腔黏膜炎的基本病机。"口疮"之名始见于《内经》。《素问·气交变大论》曰："岁金不及，炎火乃行……民病口疮，甚则心

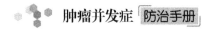

痛",指出口疮以火热为邪。后历代医家又有深层认识,《丹溪心法·口齿》曰:"口疮,服凉药不愈者,因中焦土虚,且不能食,相火冲上无制",指出脾气虚弱与口疮的关系。清代齐秉惠《齐氏医案·口疮》认为:"口疮上焦实热,中焦虚寒,下焦阴火,各经传遍所致,当分辨阴阳虚实寒热而治之。"《寿世保元·口舌》曰:"口疮者,脾气凝滞,加之风热而然也。"以上分别指出上焦实火熏灼、中焦虚寒或脾虚湿困、下焦阴火上炎皆为本病之病机,须辨证求因而治。

二、临床表现

临床表现为口腔黏膜潮红、水肿、红斑、水疱、溃疡和感觉麻木等,一般在化疗后 4~7 天发生,在 10~14 天达高峰,多位于软腭、舌体及颊黏膜等部位。WHO 将口腔黏膜炎分为 4 级,0 级:无;Ⅰ 级:无痛性溃疡、红斑或轻度酸痛;Ⅱ 级:疼痛性红斑、水肿或溃疡,但可进食;Ⅲ 级:疼痛性红斑、水肿或溃疡,不能进食;Ⅳ 级:无法进食,需要肠外或肠内支持。

三、诊断标准

口腔黏膜炎评分系统主要评估上唇、下唇、颊黏膜(左、右侧)、舌体(左、右侧)、舌底、软腭、硬腭 9 个部位的溃疡面积大小和红斑严重程度,精确度较高。溃疡面积分为 0~3 分:0 分为无溃疡,1 分为溃疡面积 < 1 cm^2,2 分为溃疡面积为 1~3 cm^2,3 分为溃疡面积 >3 cm^2;红斑严重程度分为 0~2 分:0 分为无红斑,1 分为红斑,2 分为严重红斑。

四、治疗方法

1. 西医治疗

口腔黏膜炎的正确治疗会提高患者生活质量和减少住院时间。

(1) 非药物治疗

良好的口腔基础健康可以降低口腔黏膜炎的严重程度。应用抗肿瘤药物之前应消除所有潜在的黏膜损伤原,因为它们可能会加重和延长口腔黏膜炎的发展。口腔中最大的微生物库是牙菌斑,这使得牙周组织成为潜在急性感染的来源。专业的牙菌斑治疗对降低口腔炎症风险至关重要。在这种情况下,适当的口腔卫生也是有效的,尤其是在放化疗后唾液流量减少的情况下,所有患者都应该进行口腔卫生教育。另一个可以减轻口腔黏膜炎症状的方法是适当的饮食干预，避免烟叶、酒精，以及所有酸性、辛辣和含有加工糖的产品的摄入。与口腔黏膜炎相关的强烈疼痛会使食物摄入困难甚至不能进食。对于预计会发展为严重口腔黏膜炎的患者有时需要预防性放置胃造瘘管。

（2）局部药物治疗

可以使用含有局部麻醉剂、保护剂、抗生素和类固醇等药物使口腔黏膜炎的症状减轻。①局部麻醉剂应确保局部疼痛得到控制，全身不良反应最小。可能引起味觉改变，不应作为预防用药。②保护剂可以在溃疡的口腔黏膜上形成保护涂层来减轻疼痛。然而，这种方法在需要全身治疗的严重口腔黏膜炎患者中效果欠佳。③镇痛药包括非甾体抗炎药及阿片类药物。④皮质类固醇也可以使用，因为它们具有抗感染作用。

（3）口服药物治疗

口腔黏膜炎的治疗需要积极补充维生素，包括补充维生素 A 和维生素 E。维生素 E 作为一种抗氧化剂，可以通过减少来自氧自由基的损伤来降低黏膜炎的严重程度。研究表明，患有严重口腔黏膜炎的患者补充维生素 A 可以抑制炎症过程。对于≥Ⅲ级口腔黏膜炎患者，可以考虑使用全身镇痛药和抗焦虑药。此外，对于口腔合并感染者，必要时给予抗感染治疗。

（4）冷冻治疗

可以使口腔黏膜血管收缩和血流量减少，也被证明可以减轻化疗患者的口腔黏膜炎症状。研究表明，在化疗给药前 5 分钟吃冰块会减少口腔黏膜血流量，减少化疗药物向口腔黏膜的递送。

（5）低水平激光疗法

具有镇痛和抗感染作用，并加速伤口愈合，研究证实低水平激光疗法可以减缓口腔黏膜炎的发展，减轻疼痛症状，降低阿片类镇痛药的使用率。

2. 中医辨证论治

（1）火热蕴结型

主症：心烦失眠，口臭，大便干结，小便短赤热痛，心中烦热。舌尖红，脉洪数等。

治则：清热散郁。

方药参考：泻黄散。藿香叶 9 g，山栀仁 3 g，石膏 15 g，甘草 6 g，防风 9 g。

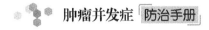

（2）气郁化火型

主症：溃疡处周围稍红肿而不甚，溃疡无明显渗血或渗液，疼痛不明显。头面发热，四肢发烫，心中烦热而腹中冷痛，食欲不振等。舌质淡而舌尖红，脉稍数。

治则：升阳散郁。

方药参考：升阳散火汤。生甘草 6 g，防风 9 g，炙甘草 9 g，升麻 9 g，葛根 12 g，独活 9 g，白芍 9 g，羌活 9 g，人参 9 g，柴胡 9 g。

（3）脾胃阳虚型

主症：少气懒言，声音低微，体倦乏力，食欲不振，大便稀溏，小腹坠胀。舌淡胖，边有齿痕，脉细弱。

治则：扶正升清。

方药参考：补中益气汤加减。黄芪 18 g，炙甘草 9 g，人参 6 g，当归 3 g，橘皮 6 g，升麻 6 g，柴胡 6 g，白术 9 g。

（4）湿阻热郁型

主症：腹胀，肠鸣腹泻，大便稀溏，身体困重如裹。舌淡胖，苔厚腻，边有齿痕，脉濡滑细。

治则：分利湿邪，宣散郁热。

方药参考：三仁汤加减。杏仁 9 g，飞滑石 12 g，白通草 3 g，白蔻仁 6 g，竹叶 6 g，厚朴 6 g，薏苡仁 18 g，半夏 9 g。

（5）阴虚火旺型

主症：口腔溃疡，伴有疼痛，红肿不剧，口干口渴，潮热盗汗，五心烦热，失眠心悸。舌质红，苔薄少，脉细数。

治则：清热降火，引火归原。

方药参考：三才封髓丹。天冬 12 g，党参 15 g，熟地黄 15 g，生地黄 12 g，黄柏 12 g，炙甘草 10 g，砂仁 6 g。

第十一节　药物所致性功能障碍

性功能障碍会受到个人存在价值、经济收入、伴侣之间的情感状态、朋友与家人、内分泌治疗、化疗、心理状况、术后治疗后不良反应等多个方面的因素影响。在接受化疗药物治疗的患者中性欲明显降低的有 60% 左右，性欲消失的有 18% 左右，性欲降低并且没有性高潮的有 5% 左右，没有性高潮的有 2% 左右，性欲降低并且性生活过程中有疼痛感的有 1% 左右，几乎所有患者的性生活频率都出现了降低情况。在许多接受抗肿瘤药物治疗的男性、女性和儿童身上，性腺毒性和生育能力障碍也会发生。性功能异常对身心健康、社会关系和总体生活质量均有重大不良影响。

一、发病机制

1. 西医病因病理

（1）性心理和性反应的生理功能发生障碍

在此类因素中，主要为性欲的唤起障碍。患者大脑的皮质出现异常兴奋或抑制，表现出性欲的低下、阴茎的勃起障碍、射精障碍、感觉障碍等。

（2）性腺功能障碍

关于癌症化疗对性腺功能影响的大多数数据来自对成年男性的研究。化疗患者的睾丸中出现了常见的组织学和物理变化，与化疗药物的总剂量有关。此外，已经观察到促性腺激素分泌的增加与睾丸损伤的程度相关。研究表明抗肿瘤药物引起的原发性睾丸损伤都是生精小管内生精子的耗竭。大多数患者的睾丸活检显示末端细胞发育不全。睾丸发育不全和无精子症的发生与血清卵泡刺激素（follicle stimulating hormone，FSH）水平的降低有关。因此，化疗后血清 FSH 的升高可能是睾丸生长发育不全的标志。在单一的抗癌药物中，烷化剂最常与卵巢功能障碍的发生有关，闭经是一个常见的不良反应。研究表明，至少 50% 接受联合化疗的女性会闭经，其月经停止与年龄相关，并伴有血清 FSH 和黄体生成素水平升高，血清雌激素水平降低，与原发性卵巢功能衰竭一致。

2. 中医病因病机

中医对本类疾病的认识主要是集中于"阴冷"病的有关论述，阴冷是指以自觉前阴寒冷为主症的疾病，除前阴寒冷外常伴有少腹寒冷，性欲淡漠，阴冷之症男女皆有。中医认为阴冷的主要病因病机是肾阳虚衰及外感寒邪。男子勃起功能障碍，中医称"阳痿"。广义的性功能障碍除了阳痿，还包括早泄、不射精等病证。

二、临床表现及诊断

临床常表现为性欲低下、厌恶、缺失、亢进或倒错情况；阴茎的勃起障碍，一般表现出阳痿或异常持续性勃起；射精的障碍，如遗精、早泄、不射

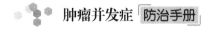

精或逆行性的射精等；感觉障碍，如痛性的勃起和射精、高潮的减退或缺失。

三、治疗方法

1. 西医治疗

（1）性教育和心理治疗

常用系统性脱敏疗法、厌恶疗法和精神的分析法等。

（2）性行为的治疗

对存在盆底肌肉松弛或耻骨与尾骨肌不发达的女性很有效果。

（3）药物治疗

在勃起功能障碍的治疗中，5型磷酸二酯酶抑制剂是首选，如他达拉非、西地那非和伐地那非等；选择性5－羟色胺再摄取抑制剂对早泄有很好的效果；口服麻黄素、左旋多巴等，能够促进射精；通过三环类的抗抑郁药使用，能够对性恐惧症、抑郁等实现有效治疗。

（4）物理治疗。

（5）手术治疗

此方法主要对男性阴茎本身存在的疾病治疗。

2. 中医辨证论治

（1）肾阳亏虚型

主症：性欲淡漠，阴冷不育，前阴寒冷，畏寒喜热，腰膝酸软，精神萎靡，小便清长，夜尿量多。舌质淡体胖，苔白，脉沉细弱。

治则：补肾壮阳，温暖下焦。

方药参考：石英温肾汤加减。紫石英、熟地黄、山药、女贞子、菟丝子各12 g，淫羊藿、巴戟天、附子各9 g，肉桂3 g，当归12 g，艾叶9 g。

（2）寒犯前阴型

主症：前阴寒冷甚或阴缩，形寒肢冷，面色苍白，踡卧，口淡不渴，痰涎清稀，小便清长，大便稀溏。舌质淡，苔白而润滑，脉迟或紧。

治则：补肾壮阳，温经祛寒。

方药参考：五积散加附子。麻黄6 g，白芷6 g，葱、生姜各6 g，苍术12 g，厚朴6 g，陈皮9 g，半夏6 g，茯苓6 g，甘草6 g，桔梗9 g，枳壳9 g，白芍6 g，川芎6 g，当归6 g，干姜6 g，肉桂3 g，附子6 g，淫羊藿6 g，巴戟天6 g，川椒6 g。

第十二节　肿瘤溶解综合征

肿瘤溶解综合征（tumor lysis syndrome，TLS）是指肿瘤细胞自发或在化疗药物的作用下短期快速溶解，使细胞内的物质及其代谢产物迅速释放入血，导致高尿酸血症、高钾血症、高磷血症和低钙血症等严重的代谢紊乱，最常见于开始抗肿瘤治疗的 48～72 小时，常见于非霍奇金淋巴瘤或急性白血病患者。这些电解质和代谢紊乱可引起肾功能不全、心律失常、癫痫发作，甚至多器官功能衰竭导致死亡。早期识别 TLS 有助于预防心脏病、心律失常、癫痫发作和死亡。

一、发病机制

1. 西医病因病理

当肿瘤细胞高度敏感或化疗药物浓度过高的时候，会导致大量细胞坏死，当癌症细胞裂解时，会释放钾、磷和核酸，这些物质被代谢成次黄嘌呤，然后是黄嘌呤，最后是人体的最终产物尿酸。高磷酸盐血症可导致继发性低钙血症，导致神经肌肉易激性（强直）、心律失常和癫痫发作，也可在各种器官（如肾脏，导致急性肾损伤）中沉淀为磷酸钙晶体。尿酸不仅可通过肾内结晶，还可通过晶体非依赖性机制诱导急性肾损伤，如肾血管收缩、自身调节受损、肾血流量减少、氧化和炎症。肾脏是清除尿酸、钾和磷的主要器官，肾前性存在的血容量不足或肾功能不全可能加重患者的代谢障碍和肾衰竭。肿瘤细胞大量溶解坏死释放大量细胞因子，导致全身炎症反应综合征，严重时会导致多器官功能衰竭。

2. 中医病因病机

TLS 属中医学"水肿""关格"等范畴。病机错综复杂，是正虚和邪实都比较突出的阶段，其正虚主要责之于脾肾二脏功能虚损，随着病情的发展，可波及胃、三焦、肝、心、肺等脏腑，导致五脏六腑气血阴阳俱虚。

二、临床表现

TLS 主要临床表现为"三高一低"：高钾血症、高磷血症、高尿酸血症和低钙血症，并伴有肾功能不全、代谢性酸中毒等其他症状。临床上可以表现为恶心、呕吐、胸闷、气短、充血性心力衰竭、心律不齐、尿混浊、水

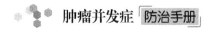

肿、液体过剩、关节不适、癫痫发作、肌肉痉挛、手足抽搐、昏睡、晕厥，甚至猝死。随着病情进展，可发生感觉异常和心包炎。还可由容量超负荷而导致呼吸困难、高血压等，肺部听诊可有湿啰音。尿酸水平迅速升高可致关节痛和肾绞痛。

三、诊断标准

诊断标准有实验 TLS 和临床 TLS 两种，实验 TLS 指初始化疗的 3 天前或 7 天后出现下列 2 个或以上的异常因素：①尿酸≥476 μmol/L（或 8 mg/dL）或增高 25%；②钾≥6.0 mmol/L（或 6 mg/L）或增高 25%；③磷：儿童≥2.1 mmol/L，成年人≥1.45 mmol/L 或增高 25%；④钙≤1.75 mmol/L 或降低 25%。临床 TLS 是指在实验 TLS 基础上合并以下至少 1 项临床表现：急性肾衰竭、心律失常、癫痫发作、猝死。确诊 TLS 后，还需分清 TLS 的危重级别。目前主要根据肾功能不全程度、心律失常、癫痫的危重程度等临床情况来评价分级。

四、治疗方法

1. 西医治疗

（1）水化与碱化

血容量不足是 TLS 的危险因素之一，必须补足液体量，充分水化是预防和治疗 TLS 最基本的措施。静脉补液增加肾血流量、肾小球滤过率，防止尿酸等结晶的沉积。目前降低尿酸多推荐使用重组尿酸氧化酶（拉布立酶），因其可促进尿酸分解为尿囊素，尿囊素在尿中的溶解度较高，是尿酸的 5～10 倍，可随尿液排出体外，改善肾功能，降低死亡率。

（2）高钾血症

高钾主要发生在化疗后的 12～24 小时，可以发生猝死，一旦发现需立刻处理，停止使用含钾高的药物；立即做心电图、测血钾；可用 25% 葡萄糖注射液加胰岛素静脉注射，使钾离子进入细胞内；监测血糖，根据需要调整胰岛素用量；或给予钙剂、高渗钠盐静脉滴注，拮抗钾离子对心肌的毒性作用。

（3）高磷血症和低钙血症

血磷增高患者应避免磷的摄入，口服磷酸盐黏合剂氢氧化铝凝胶 0.1 g/kg，每 8 小时口服 1 次，严重高磷血症者给予透析或血液滤过。低钙血症无症状者可不予处理。出现临床症状者可给予补充钙剂：成年人 500～2000 mg 钙，分次口服，2～3 g 葡萄糖酸钙 1～2 小时静脉滴注；儿童 200～2000 mg 钙，口服葡萄糖酸钙 100 mg/kg，1～2 小时静脉滴注。

（4）急性肾衰竭

控制液体量，维持酸碱电解质平衡，应用利尿剂使代谢产物排出，避免静脉注射碘剂进行增强造影检查。若出现明显少尿或无尿，往往需要透析治疗。透析治疗的指征包括肾功能进行性恶化；持续高尿酸血症；血钾 > 6.5 mmol/L 或心电图有高钾表现；血磷迅速升高或严重低钙血症；明显的水钠潴留等。

2. 中医辨证论治

（1）湿浊型

主症：恶心呕吐，头昏嗜睡，面色灰滞，口中尿臭。苔腻。

治则：降气化浊。

方药参考：旋覆代赭汤加减。旋覆花 9 g，代赭石 9 g，黄芩 9 g，黄连 3 g，半夏 9 g，生姜 6 g，大枣 6 枚。

（2）水气型

主症：全身水肿，尿少，胸腔积液，腹腔积液，心悸气短，胸闷气喘不能平卧。苔水滑。

治则：化饮利水。

方药参考：茯苓桂枝白术甘草汤加减。茯苓 12 g，白术 6 g，桂枝 9 g，炙甘草 6 g，葶苈子 6 g，大枣 6 枚。

（3）血瘀型

主症：面色晦暗，唇色发紫，肌肤甲错。舌有瘀斑、瘀点。

治则：活血化瘀。

方药参考：血府逐瘀汤加减。桃仁 9 g，红花 9 g，当归 9 g，生地黄 9 g，川芎 6 g，赤芍 6 g，牛膝 9 g，桔梗 6 g，柴胡 3 g，枳壳 6 g，甘草 3 g。

第十三节　药物所致脱发

药物所致脱发（chemotherapy-induced alopecia，CIA）排在化疗不良反应的第 3 位，化疗引起的脱发发生率约为 65%。47% 的女性患者认为脱发是化疗中最具创伤的方面，脱发的程度与使用药物的种类、剂量、联合用

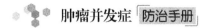

药、治疗周期有关，一般出现于系统用药的患者，但局部应用也可以引起脱发。脱发通常发生在用药后 1 ～ 2 周，在 2 个月内达到最严重程度。目前尚无满意的预防化疗后脱发的药物，但值得注意的是，化疗后脱发反应是可逆的。

一、发病机制

1. 西医病因病理

（1）化疗诱导的脱发是对毛囊快速分裂细胞直接毒性损伤的结果。通常高达 90% 的头皮毛发处于生长期，CIA 主要作用于生长期毛囊，生长期毛囊的主要特征是上皮室发生增生，基质细胞为了形成毛干显示出最大的增殖活性。抗癌药物主要作用于鳞茎基质细胞引起鳞茎基质细胞有丝分裂活动突然停止，导致已角化发干的近端部分减弱、变窄，从而发管破裂，引起脱发，此时脱发量较大并且速度较快，常表现为在化疗后的几天到几周内头发的快速脱落。多个信号分子参与毛发周期的调控。

（2）患者经化疗及内分泌治疗后体内激素水平改变，可能会影响毛囊区域外根鞘中雄激素受体的表达，从而影响雄激素与雄激素受体结合，使得毛发生长周期改变、生长环境异常，从而导致脱发。

（3）化疗周期数的增加，给药时间的变长，化疗药物在毛囊中的浓度过高，也会明显增加脱发发生概率。

2. 中医病因病机

中医认为发为血之余，血盛则发润，血亏则发枯。正如《诸病源候论》所说："若血盛则荣于须发，故须发美；若血气衰弱，经脉虚竭，不能荣润，故须发秃落。"化疗药邪损伤脾胃，气血生化乏源，或因心血耗伤，毛发失于濡养而脱落。中医认为肾藏精生髓，通脑，其华在发，为先天之本，而肝藏血，乙癸同源，精血互化，肝血不足，则血少精亏，亦致毛发失荣而脱落；化疗药邪损伤肝肾，致肝肾阴虚，或阴虚内热，致发枯毛落。

二、临床表现

化疗后 1 ～ 2 周，出现头发脱落，脱发的恢复需要到化疗完全停止后才能见效。化疗导致的脱发大多数是可逆的，部分患者可能会导致头发的颜色和质地的改变，CIA 对少数患者头发密度的改变可能是永久的。

三、诊断标准

《抗癌药急性及亚急性毒性反应分度标准（WHO 标准）》（脱发）：0度：无异常；1度：轻度脱发；2度：中度脱发；3度：完全脱发，可再生；4度：完全脱发，不能再生。

四、治疗方法

1. 西医治疗

（1）头皮冷却治疗

在肿瘤患者化疗期间使用头皮冷却预防药物所致脱发。低温状态下可减少头皮血流灌注，使头皮毛囊中细胞代谢活性下降，有可能导致化疗药物毒性降低。

（2）药物治疗

比马前列素和骨化三醇的局部使用已经在人类受试者中进行了初步探索，细胞因子、细胞周期调节剂、细胞凋亡抑制剂药物只是在动物实验证实或在理论上推测，具有保护化疗后毛囊损伤的作用，但均未在临床上证实有确切的疗效。

2. 中医辨证论治

（1）肝肾阴虚型

主症：头晕耳鸣，记忆力下降，腰膝酸软，或夜尿频急，多梦，烦热盗汗。舌淡红，苔少，脉沉细或细数。

治则：滋补肝肾，益气养血。

方药参考：首乌饮加减。制何首乌 12 g，枸杞子 12 g，菟丝子 9 g，墨旱莲 9 g，女贞子 9 g，桑椹 9 g，黑芝麻 15 g，黄芪 9 g，人参 6 g，黄精 15 g，当归 9 g，丹参 9 g。

（2）气血亏虚型

主症：发色枯萎，神疲乏力，气短汗出，食少懒言，大便稀溏，失眠多梦。舌淡苔薄白，脉沉细弱。

治则：健脾益气，养血安神。

方药参考：八珍汤加减。人参 9 g，白术 9 g，茯苓 9 g，当归 9 g，川芎 9 g，白芍 9 g，熟地黄 9 g，炙甘草 6 g。

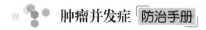

（3）瘀血阻络型

主症：心烦易怒，头皮刺痛，唇甲发暗，肌肤甲错。苔薄白或薄黄，脉细涩。

治则：活血通络。

方药参考：通窍活血汤加减。白芷、赤芍、川芎各 12 g，桃仁 9 g，红花、生姜各 9 g，甘草 6 g。

（4）热毒炽盛型

主症：头发焦枯，心烦易怒，口干喜饮，口苦口臭，大便秘结。舌质红，苔黄燥，脉滑数。

治则：清热解毒。

方药参考：普济消毒饮。连翘、牛蒡子、板蓝根、黄芩各 12 g，马勃、僵蚕、玄参各 9 g，薄荷（后下）、陈皮、桔梗、升麻、柴胡、黄连、甘草各 6 g。

第十四节　放射性肺损伤

放疗是晚期胸部肿瘤的主要治疗方式之一，这种治疗虽然能有效杀死癌细胞，但同时可能对正常肺组织造成损伤，进而引发放射性肺损伤。急性放射性肺损伤通常在放疗后的 1～3 个月发生，以放射性肺炎为主要表现，临床症状包括干咳、胸闷、气促等，影像学表现为肺部密度增加或渗出性病变。慢性放射性肺损伤则多出现在放疗结束 6 个月之后，主要表现为放射性肺纤维化，临床表现为更严重的症状，如胸闷、胸痛和呼吸困难，严重情况甚至可能导致呼吸衰竭和死亡。这两种损伤类型都需要密切监测和适当的药物干预，以减轻症状并提高生活质量。

一、发病机制

1. 西医病因病理

放射性肺损伤的发病机制尚处于研究阶段，现有的主要理论观点包括靶细胞理论、细胞因子理论、氧化应激理论及免疫反应理论等。其中，细胞因子理论受到了广泛的学术认可，该理论主张，当肺组织受到一定剂量放射线照射后，会激活多种目标细胞，如肺泡巨噬细胞、肺间质细胞、肺泡上皮细胞及淋巴细胞，继而这些细胞会产生细胞因子，最终触发肺纤维化的发生。

目前，大多数研究人员认为与放射性肺损伤相关的细胞因子主要分为两大类：一类是促进炎症和局部损伤的，包括 TNF-α、IL-8 和 IL-10 等；另一类是涉及组织修复和肺纤维化的，主要是 TGF-β。TGF-β 是被公认为与纤维化相关性最强的因子，参与机体细胞增殖分化、伤口愈合、血管再生等多种生物学过程，TGF-β 的过量表达会刺激细胞外基质中的成纤维细胞产生大量的胶原纤维，从而促进纤维化和瘢痕组织的生成。目前，已发现 6 种 TGF-β 亚型，其中 TGF-β1 被视为放射性肺损伤发病机制中最关键的元素，其在体内的水平随着放射时间的延长而逐渐增加，因此，在放疗过程中检测血浆 TGF-β1 水平，可以在一定程度上反映放射性肺损伤的风险。另外，氧化应激理论主张，放射线可引发氧化与抗氧化失衡现象。在正常情况下，机体内存在一套完善的抗氧化防御机制，包括超氧化物歧化酶、过氧化氢酶和还原型 GSH 等。然而，在放射性照射的条件下，这些抗氧化防御机制可能会被抑制或不足以抵抗大量生成的自由基。自由基生成后细胞内会出现氧化应激，从而导致细胞结构和功能的损害，尤其是对肺泡上皮细胞和肺间质细胞的影响更为显著。为应对氧化损伤，细胞可能会启动应激反应，如提升热休克蛋白的表达，但长期或大剂量的放射线照射可能会导致这些应激反应不足以修复损伤，持续的氧化应激不仅导致细胞损伤，还进一步诱发炎症反应和纤维化的形成。

2. 中医病因病机

放射性肺损伤属中医学"咳嗽""喘证"等范畴，其病性虚实夹杂。肺为娇脏，恶燥，易寒、易热、易虚。放射线属"燥热毒邪"，自机表侵犯肺卫之气，损伤肺气和肺阴，导致气津减少和阴血耗损。随着痰热和瘀血的累积，体内的正气进一步受损，导致体弱多病。在缺氧环境中，肺癌组织对辐射的抗性也可能增加。从病理性质上看，放射性肺损伤是一种弥漫性间质性肺疾病，又属中医学"肺痿"或"肺痹"范畴。根据放射性肺损伤的不同阶段，其病机也有所不同，急性期主要以燥热伤肺、肺气不宣为主，迁延期主要以脾虚痰盛、肺气上逆为主，纤维化期主要以气阴两虚、瘀阻肺络为主。

二、临床表现

1. 症状

（1）咳嗽，主要为干咳，偶尔可能出现咳痰症状。

（2）呼吸急促、气短与呼吸困难，特别是在进行体力活动后。

（3）胸痛或胸部不适，通常表现为难以定位的胸部不适或轻度胸痛。

（4）体温升高，通常表现为低热或轻度发热。

（5）疲劳或乏力。

2. 体征

（1）呼吸音异常但多无明显特异性，最常见表现为呼吸音粗糙，其他包括干啰音、湿啰音、呼吸音减低。

（2）氧饱和度下降：严重情况下，患者的氧饱和度可能会降低。

（3）呼吸频率增加：尤其在体力活动后，可能会出现明显的呼吸急促。

3. 化验检查

血常规中白细胞计数多无明显升高，中性粒细胞百分比常高于正常。

三、诊断与分级标准

1. 诊断标准

（1）既往有肺放射史，多发生于放疗开始后 6 个月内。

（2）至少有咳嗽、气短、发热等临床症状之一，且上述症状为放疗后新出现或较前加重，或经放疗减轻或消失后重新加重或出现，咳嗽最为常见，其次为气短，约半数患者伴有发热。

（3）CT 影像学改变主要为局限在照射区域内的斑片影、通气支气管征、条索影、肺实变影或蜂窝样改变，少数患者除存在照射区域内改变外，同时伴有放射区域外的相应影像学改变。

（4）排除肿瘤进展、肺部感染（细菌、真菌或病毒）、慢性阻塞性肺疾病急性加重、心源性疾病、肺梗死、贫血、药物性肺炎等。

2. 分级标准

根据 CTCAE V5.0 标准分为 6 级。

0 级：无症状，无临床或影像学改变。

1 级：无症状，仅有临床或影像学改变，无须治疗。

2 级：有症状；需要药物治疗；工具性日常生活活动受限（如做饭、购物、使用电话、理财等）。

3 级：有严重症状，基本日常生活活动受限（如洗澡、穿脱衣、吃饭、洗漱、服药，并未卧床不起）；需吸氧。

4 级：有危及生命的呼吸症状，需紧急处理（如气管切开、气管插管）。

5 级：死亡。

四、治疗方法

1. 西医治疗

治疗原则包括足量及足疗程的糖皮质激素应用、抗生素预防感染、镇咳祛痰，以及适当的氧疗（包括吸氧、机械辅助通气）等对症处理方法。

（1）一旦确诊为放射性肺炎，立即终止放疗是首要之务。

（2）镇咳祛痰和使用支气管扩张剂：轻度的 2 级放射性肺炎应接受此类治疗，若症状未得到缓解，则需加用糖皮质激素；对于 2 级以上的放射性肺炎，建议实施氧疗。

（3）在没有明显感染证据的情况下，推荐选择非限制性抗生素以预防感染；如确诊合并感染，则在最初一周使用高级别抗生素，并完善病原学检查，后续根据病原学结果及药敏试验结果调整抗生素方案。

（4）糖皮质激素适用于 3 级及 3 级以上的放射性肺炎，以及部分伴有发热或胸部 CT 显示急性渗出改变的 2 级放射性肺炎，可通过口服或静脉注射给药，在症状急剧加重、静息时明显呼吸困难、缺氧、高热、胸部 CT 显示明显渗出改变及 4 级以上放射性肺炎的情况下，需要采用静脉给药。

在糖皮质激素的选择上，推荐使用中长效糖皮质激素泼尼松或地塞米松。泼尼松口服为首选；由于地塞米松起效快、抗感染效果强，对于症状较重或病情紧急的患者，推荐静脉使用地塞米松。但地塞米松对下丘脑-垂体-肾上腺轴有明显的抑制作用，在症状好转后（通常在静脉给药 1~2 周后）改为等效剂量的泼尼松，并逐步减量。以泼尼松为例，初始剂量为 30~40 mg/d，疗程为 2~4 周，当症状和胸部影像明显改善，且症状稳定 1 周以上时，可开始以每周 10~15 mg 的速度减量，总治疗时间为 4~6 周，甚至 2~3 个月。若在减量过程中病情反复，排除感染等诱因后，建议恢复至前剂量或稍高，并延长治疗时间、减缓减量速度。对于反复性放射性肺炎（在治疗过程中或停用激素后，放射性肺炎症状再次出现，甚至加重），激素的起始剂量及减量与前述相同，可加用雾化吸入制剂以发挥激素的局部作用，减轻不良反应。

2. 中医辨证论治

（1）急性期

1）燥热伤肺型

主症：畏寒发热，咳嗽，气喘，咽痛，胸痛、心烦，口干口渴。舌质红

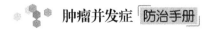

或淡红，苔黄燥或滑，脉浮数。

治则：清热救燥，宣肺解表。

方药参考：小青龙加石膏汤合射干麻黄汤。麻黄、半夏各9 g，射干、桂枝、赤芍、紫菀、款冬花各12 g，石膏30 g，细辛3 g，五味子、干姜、甘草各6 g。

2）痰热壅肺型

主症：咳嗽，咳痰黄稠，发热，胸痛。舌红苔黄腻，脉滑数。

治则：清热化痰，宣肺平喘。

方药参考：清金化痰汤合三拗汤。黄芩、山栀子各12 g，知母、桑白皮、瓜蒌仁、茯苓各15 g，浙贝母、麦冬、橘红、茯苓、桔梗、杏仁各9 g，甘草6 g。

（2）迁延期

1）痰浊阻肺型

主症：气喘胸闷，痰多，痰色白，质地黏稠，咳吐不尽，兼有呕恶、纳呆，口黏不渴，舌苔厚腻、色白，脉滑。

治则：化痰降逆平喘。

方药参考：二陈汤合三子养亲汤。半夏、陈皮各9 g，茯苓、苏子、白芥子、莱菔子各12 g。

2）脾虚湿盛型

主症：咳嗽气喘，乏力，遇劳加重，痰色清稀，量多，兼有纳差，身重，大便溏稀。舌质淡白，苔白薄滑，脉弱。

治则：健脾化湿。

方药参考：参苓白术散。党参、白术、茯苓各12 g，山药、莲子肉、白扁豆、薏苡仁、桔梗各9 g，缩砂仁、甘草各6 g。

（3）纤维化期

1）气阴两虚型

主症：干咳少痰，痰黏难咳，口燥咽干，气短喘促，潮热盗汗，五心烦热。舌红少苔，脉细数。

治则：滋阴润肺，益气养阴。

方药参考：麦门冬汤加减。麦冬60 g，姜半夏9 g，人参6 g，甘草4 g，粳米6 g，大枣12 枚。

2）肺络瘀闭型

主症：咳嗽症状渐轻，胸闷气促症状明显，甚则动则加重，唇舌紫暗。舌质暗，苔薄少，脉涩。

治则：益气活血，祛瘀通络。

方药参考：血府逐瘀汤加减。红花、桃仁各 12 g，川芎、生地黄、赤芍、当归、川牛膝各 9 g，枳壳、桔梗、甘草各 6 g，地龙、水蛭各 6 g（研末冲服）。

第十五节　放射性口腔损伤

放射性口腔损伤是指放疗引起的口腔黏膜炎，80% 以上头颈部放疗患者在放疗过程中都会感觉到不同程度的口腔不适。放射性口腔损伤常见症状为口腔黏膜充血、红斑、糜烂、溃疡及纤维化，患者自觉局部疼痛、口干、进食困难和味觉障碍，由于炎症反应，还可能出现发热、乏力等全身反应。此外，由于口腔菌群失调，放射线引起机体免疫防御能力下降，导致患者感染风险上升，严重者甚至会引发败血症。

一、发病机制

1. 西医病因病理

放射性口腔黏膜炎病理生理学机制主要包括 5 个阶段。

①起始阶段：放射线诱发细胞损伤，促进基底上皮和黏膜下层细胞内活性氧的生成，此时黏膜功能正常。

②初始损伤阶段：细胞损伤激活转录因子如 p53 和 NF-κB，此阶段对黏膜损伤的进程可能非常重要。

③信号放大阶段：最终激活 NF-κB 通路产生的炎症细胞因子如 TNF-α、IL-1b 和 IL-6 释放，导致组织损伤和细胞凋亡。在此阶段，黏膜炎可能出现临床症状。

④溃疡阶段：溃疡出现。在这个阶段，有细菌定植和败血症发生的风险。

⑤黏膜愈合阶段：引起黏膜持续损伤信号消失后，黏膜逐步愈合。

2. 中医病因病机

在中医学观点中，放射性口腔黏膜炎是一个复杂的疾病，涉及多重病因和病机。结合现代中医学者的研究，这种疾病可以从热（实热、虚热）、虚

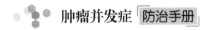

（阴虚、气虚、气阴两虚）、瘀（气滞血瘀、气虚血瘀）三个主要角度来理解。

首先，放射线被认为是一种火热毒邪，具有直接灼伤口腔黏膜的作用，这也解释了为什么会出现口腔疼痛与溃疡。此外，当放射剂量增加时，热量越来越高，可能会积聚形成内毒。其次，放射性口腔黏膜炎与多个脏器系统有关，特别是与肺、脾、胃、肾的关系密切。这些脏器可能因放射线的影响而出现"肺胃积热，心火上炎"，进一步影响口腔黏膜。最后，由于放射线属于火热毒邪，它会导致气血阴津的耗损。因此，阴液减少和气血不足可能会进一步加剧口腔黏膜炎的严重程度，体现为气阴亏虚和血瘀现象。

综上而言，放射性口腔黏膜炎的病因病机主要包括热、虚、瘀三个方面的因素，它们互为因果、相互影响，共同造成这一疾病的出现和持续。治疗通常需要综合考虑清泻肺胃热邪、滋阴养血及改善气血流通等多方面的方法。这些证型通常会因为外邪和机体自身条件的不同而表现出多样性，常见的证型有热毒炽盛、气滞血瘀和气阴亏虚。

二、临床表现

放疗引起的口腔黏膜炎常见症状为局部疼痛、口干、进食和味觉障碍，由于炎症反应还可能导致发热、乏力等全身反应。此外，由于口腔菌群失调，放射线引起机体免疫防御能力下降，导致患者感染风险上升，严重者甚至会引发败血症。

三、诊断与分级标准

1. 诊断标准

放射性口腔黏膜炎的诊断标准主要根据放疗史、放疗剂量、临床表现等因素进行综合分析。

（1）急性放射性口腔黏膜炎

通常发生在头颈部受到 20~30 Gy 的放射剂量，在照射中或照射后 6 个月内出现。临床表现为黏膜充血、水肿、片状黏膜炎、炎性或血性分泌物、溃疡伴疼痛等症状，病变累及咽喉时可引起呼吸困难和进食障碍，若合并霉菌感染，则脓性分泌物增多。

（2）慢性放射性口腔黏膜炎

头颈部累积放射剂量为 50~60 Gy 以上。通常由急性放射性口腔黏膜炎迁延而来，或照射 6 个月后所出现的口腔黏膜萎缩、深浅不等的溃疡、黏膜下软组织和骨显露，溃疡不易愈合，受照部位坏死组织脱落后可形成明显的组织缺损面，肉芽组织苍白，脓性分泌物多，伴剧痛和全身症状，病情常反复发作。

2. 分级标准

根据 CTCAE V5.0 标准分为 6 级。

0 级：无症状。

1 级：无症状或症状轻微，无须干预。

2 级：中度疼痛或溃疡，需要进食流质。

3 级：严重疼痛，影响进食。

4 级：威胁生命，需要紧急干预。

5 级：死亡。

四、治疗方法

1. 西医治疗

通常局部给药，必要时结合全身治疗。

（1）配方漱口水或雾化吸入

包括人表皮生长因子、人粒细胞-巨噬细胞集落刺激因子、人角质细胞生长因子、人促红细胞生成素和 IL-11 等。其中，专家建议粒细胞-巨噬细胞集落刺激因子用于预防和治疗头颈部放疗和（或）化疗引起的黏膜炎。

（2）非甾体抗炎药

推荐使用盐酸苄达明漱口水用于预防接受中等剂量放疗（< 50 Gy）的头颈部肿瘤患者的口腔黏膜炎。盐酸苄达明漱口水通过抑制炎性细胞因子 TNF-α 和 IL-1β 的产生来发挥作用。

（3）光生物调节疗法

利用能刺激生物反应的低水平激光治疗黏膜炎，临床研究发现光生物调节疗法显著减少了口腔黏膜炎的发生率和持续时间，但其在治疗过程中可能有烧灼感，且专家建议对于口腔部肿瘤患者需要慎用。

（4）镇痛剂的使用

口腔黏膜炎患者在受到外界刺激，如进食、吞咽口水时会产生疼痛感。轻度疼痛时，推荐使用利多卡因、吗啡等漱口水，或使用普鲁卡因溶液、利多卡因凝胶或苯佐卡因糊剂，喷涂于溃疡处；重度疼痛时，推荐使用吗啡片

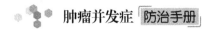

剂、奥施康定、芬太尼等强阿片类药物。

（5）黏膜保护剂的使用

研究表明，硫糖铝制剂对预防和治疗头颈部肿瘤放疗患者口腔黏膜炎无效，而采用口腔凝胶（CAM2028）可显著降低头颈肿瘤放疗引起的黏膜炎疼痛。因此，不推荐使用硫糖铝（局部和全身用药）预防和治疗接受放疗的头颈肿瘤患者的口腔黏膜炎相关疼痛，可使用口腔凝胶治疗。

2. 中医辨证论治

（1）气阴两虚型

主症：口腔溃疡、疼痛，口干口渴。舌质红，少苔或无苔，舌体干燥无津。

治则：益气养阴，活血通脉。

方药参考：参麦饮加减。金银花9 g，沙参9 g，生地黄9 g，麦冬9 g，胖大海6 g，甘草6 g。

（2）气分热盛型

主症：口腔溃疡，红肿热痛，口干喜饮，消谷善饥，大便秘结，身热多汗，心胸烦热，气逆欲呕，口干喜饮，或虚烦不寐。舌红，脉洪大。

治则：清热散火。

方药参考：竹叶石膏汤合清胃散加减。竹叶12 g，石膏30 g，半夏、当归、生地黄、牡丹皮各9 g，升麻、黄连、甘草各6 g。

（3）寒热错杂型

主症：口腔黏膜红肿、溃疡、疼痛，口干口苦，胃部不适、食欲不振、恶心。舌质红或暗红，舌苔黄腻或白腻，脉弦滑或弦数。

治则：清热燥湿，和胃降逆。

方药参考：半夏泻心汤加减。半夏12 g，黄芩9 g，黄连3 g，黄芪30 g，党参9 g，炙甘草6 g，干姜6 g，地骨皮12 g，川牛膝9 g，柴胡9 g。

（4）热入营血型

主症：口腔黏膜充血、糜烂、疼痛，口干、口渴。舌质红，舌苔少或无苔，脉数或弦。

治则：清热解毒，凉血生津。

方药参考：凉血解毒汤加减。连翘15 g，金银花9 g，紫草15 g，麦冬12 g，生地黄15 g，徐长卿12 g，炒槐花9 g，甘草6 g，大枣3枚。

第十六节　放射性消化系统损伤

放射性消化系统损伤是由接受放疗而导致的消化道组织损伤。根据影响部位可以分为颈胸部肿瘤放疗引起的放射性食管炎、腹部肿瘤放疗引起的放射性胃炎及腹盆腔肿瘤放疗引起的放射性肠炎。根据损伤时间则可以分为急性和慢性两种。急性放射性消化系统损伤在放疗期间或短时间内出现，主要症状包括腹泻、恶心、呕吐和腹痛。这些症状通常是暂时的，多数会在治疗结束后逐渐减轻。慢性放射性消化系统损伤出现在放疗结束后数周、数月或数年后，可能导致严重的问题，如肠梗阻、溃疡、狭窄或出血。慢性症状通常更难以管理，并可能需要手术干预。

一、发病机制

1. 西医病因病理

有关急性放射性消化系统损伤的发生机制至今尚未完全明确，但已有的研究证明血管损伤、氧化应激损伤及细胞因子释放等均参与放射损伤过程。

（1）血管损伤

放射线对消化道血管的损伤是导致消化系统损伤的主要原因之一。当消化系统受到放射线照射后，血管会发生炎症反应，导致血管内皮细胞受损，血管通透性增加，进而引发血液外渗和出血。

（2）氧化应激损伤

放射线能导致水分子分解，生成化学性质活跃的羟基自由基（·OH），这种自由基能够攻击细胞膜和其他细胞结构，直接损伤 DNA 或细胞膜，导致 DNA 双链断裂，损伤磷脂双层的刚性和细胞膜的电位差。间接机制涉及水分子产生的自由基，导致氧化应激损伤。

（3）细胞因子释放

放射线照射后，消化系统内的细胞会受到损伤或破坏，从而导致细胞死亡。这些死亡的细胞会释放出多种炎性介质和细胞因子，引发炎症反应，进一步加重组织损伤。

2. 中医病因病机

放射性消化系统损伤属中医学"脾胃病"范畴。比如，放射性食管炎可归纳为"噎膈""喉痹"，放射性胃肠炎可归纳为"肠澼""泄泻""热

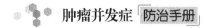

痢"等范畴。放射线损伤属"燥热"病邪，具有热毒炽盛、易伤阴血的致病特点。此外，由于热毒炽盛，煎熬阴血，使毒伤血络、瘀血内阻。《内经》言"壮火食气"，后期多表现为正气耗损、脾气虚弱。综上，放射性消化系统损伤病位以脾胃为主，兼见大肠、膈上等；不同病程时期病性有所差别，早期以实为主，中后期正气渐虚，最终导致虚实夹杂、寒热并见。热毒、瘀血、正虚是放射性消化系统损伤的核心病理因素。

二、临床表现

1. 放射性食管炎

放射性食管炎根据放疗后发生的时间分为两种类型。如果食管炎发生在治疗后 3 个月内，称为急性放射性食管炎；如果发生在治疗 3 个月后，则称为晚期放射性食管炎。初期患者出现食管异物感，逐渐演变为进食或吞咽唾液时疼痛，后演变为胸骨后的持续性疼痛。严重者可能会出现剧烈的胸背痛、咳嗽、呼吸困难、恶心或呕吐，提示可能出现食管穿孔、气管食管瘘或主动脉食管瘘等严重并发症。

2. 放射性胃炎

放射性胃炎通常始于急性炎症，导致胃壁充血和肿胀。随着损伤的加重，黏膜下的血管发生变化，进展为闭塞性动脉内膜炎。毛细血管扩张和纤维化可导致胃壁缺血和溃疡。常见症状包括恶心、呕吐、胃胀、胃痛、反酸、呃逆、食欲缺乏和消化不良。严重者出现胸骨以下疼痛、呕血或黑便。

3. 放射性肠炎

放射性肠炎包括由辐射引起的小肠、结肠和直肠的炎症。急性放射性肠炎发生在放疗的第 1 天到 3 个月内。慢性放射性肠炎在治疗后 3 个月或更长时间发生，或从急性反应中迁延，或重新出现，在治疗后数月到数年出现。小肠炎主要表现为痉挛性腹痛、恶心、呕吐、腹胀、血性腹泻、脂肪便、体重减轻、乏力和贫血。结肠炎和直肠炎主要表现为腹泻、排便急促、痉挛性腹痛、肛门区疼痛、黏液便或血性便。大便变窄、进行性便秘或腹痛提示肠管狭窄。肠管狭窄和缠绕会导致肠梗阻。严重的损伤可能会导致与邻近器官形成瘘管，如直肠阴道瘘导致粪便通过阴道排出，或直肠小肠瘘导致乳糜物与粪便混合，以及穿孔导致腹膜炎、腹腔脓肿或盆腔脓肿等。

三、诊断与分级标准

1. 放射性食管炎

放射性食管炎通常结合放疗史、临床表现、辅助检查，包括血常规检查（白细胞计数正常或降低）、食管造影检查（发现食管异常蠕动、溃疡及狭窄）、食管镜检查及病理活检，来明确诊断并排除其他因素，通过以上各项结果综合分析方可诊断。

根据 CTCAE V5.0 标准将放射性食管炎分为 6 级。

0 级：无症状。

1 级：无症状，仅为临床或诊断所见；无须治疗。

2 级：有症状，进食或吞咽困难；需要经口补充营养。

3 级：进食或吞咽重度困难，需要鼻饲、全胃肠外营养或住院治疗。

4 级：危及生命，需要紧急手术治疗。

5 级：死亡。

2. 放射性胃肠炎

放射性胃肠炎，结合放疗史、临床表现、直肠指诊、钡餐造影、内镜及病理活检等有关检查来明确诊断。

放射性胃炎目前尚无国际通用的分级标准，主要根据患者症状、体征及辅助检查结果由临床医师判定。放射性肠炎常用 RTOG/EORTC 标准进行分级。

0 级：无症状。

1 级：大便频率增加和性状改变，不需要用药；或排便不适不需要用镇痛药。

2 级：腹泻需要止泻药；黏液排出不需要卫生垫；直肠或腹痛需要镇痛药。

3 级：腹泻需要肠外营养支持；黏液或便血严重需要卫生垫；腹胀。

4 级：急性或亚急性肠梗阻；瘘或穿孔；严重出血者需要输血；腹痛或里急后重需要胃肠减压、造瘘。

四、治疗方法

1. 西医治疗

（1）放射性食管炎、胃炎

1）营养支持疗法：治疗放射性食管炎、胃炎的首要目标是保证充足的

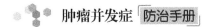

营养，促进黏膜生长和修复。建议摄入富含热量、优质蛋白质、维生素和低脂肪的饮食，重点是软而清淡的食物。避免辛辣、粗糙、过冷、过热或过硬的食物。

2）药物治疗：药物治疗的目的是缓解疼痛、减轻炎症、保护食管内壁、促进黏膜愈合。首先，镇痛药物通常包括利多卡因、碳酸氢钠、庆大霉素口服溶液或主要成分为维生素 B_{12} 的自制口服溶液。其次，抗感染治疗，首选皮质类固醇，有口服片剂或静脉注射剂，可以减少炎症部位的充血，抑制炎症介质的产生和释放，加速受损组织的修复。此外，重组人表皮生长因子和硫糖铝混悬液等药物可以在溃疡或炎症区域形成一层薄膜，而抑酸药物如质子泵抑制剂或 H2 受体拮抗剂可以防止胃酸反流到食管，具有保护食管黏膜的作用。最后，促进黏膜愈合的药物如粒细胞－巨噬细胞集落刺激因子已显示出具有增强放射性食管炎患者黏膜愈合的潜力。

（2）放射性肠炎

1）全身用药：急性损伤 2 级及 2 级以上、慢性损伤 1～3 级的患者建议全身用药。包括益生菌、抗生素、非甾体抗炎药（如柳氮磺吡啶、巴柳氮、美沙拉嗪、奥沙拉嗪）和皮质类固醇（口服或静脉注射），需要警惕长期使用抗生素和皮质类固醇的不良反应，一般建议短期使用。

2）局部灌肠治疗：是治疗放射性肠道损伤的有效方法。推荐药物主要包括硫糖铝，维生素 A、维生素 E 等抗氧化剂，丁酸盐或短链脂肪酸（主要针对急性肠道损伤，对慢性损伤没有疗效），粒细胞－巨噬细胞集落刺激因子，局部甲醛治疗（主要针对肠道损伤）。有出血症状且对常规药物治疗无反应的患者，建议在有经验的治疗中心给药，同时注意禁忌证和不良反应。

2. 中医辨证论治

（1）燥热津亏型

主症：进食梗涩，疼痛，水饮可下，食物难进，食后复出，胸背灼痛，形体消瘦，肌肤枯燥，五心烦热，口燥咽干，渴欲饮冷，大便干结。舌红而干，或有裂纹，脉弦细数。

治则：清热养阴，生津润燥。

方药参考：玉女煎合增液汤。石膏 30 g，知母、生地黄、玄参、麦冬、川牛膝各 12 g，甘草 6 g。

（2）瘀血内结型

主症：进食梗阻，胸膈疼痛，食不得下，甚则滴水难进，食入即吐，面色暗黑，肌肤枯燥，形体消瘦，大便坚如羊屎，或吐下物如赤豆汁，或便血。舌质紫暗，或舌红少津，脉细涩。

治则：活血化瘀。

方药参考：通幽汤。桃仁泥、红花各 15 g，生地黄、熟地黄各 9 g，当归身、炙甘草、升麻各 12 g。

（3）热毒下利型

主症：腹痛，便脓血，赤白相兼，里急后重，肛门灼热，小便短赤。舌苔黄腻，脉弦数。

治则：清热解毒。

方药参考：赤芍 30 g，当归、黄连、黄芩各 15 g，槟榔、木香、炙甘草各 6 g，大黄 9 g，肉桂 5 g。

（4）正虚亏损型

主症：腹胀、腹泻、纳差，胸脘痞闷，口淡无味、口中黏腻。舌质淡，舌边有齿痕，舌苔白腻或黄腻，脉细弱或濡缓。

治则：补益中气，健脾祛湿。

方药参考：扶正止泻汤加减。仙鹤草 12 g，蚕沙 9 g，薏苡仁 30 g，白花蛇舌草 15 g，车前子 15 g（包煎），败酱草 12 g，白芍 12 g，白及 15 g，乌梅 12 g，人参 9 g，白术 9 g，枳壳 9 g，甘草 6 g。

（5）气虚阳微型

主症：进食梗阻不断加重，或下利清稀，饮食不下，面色苍白，精神衰惫，形寒气短，面浮足肿，泛吐清涎，腹胀便溏。舌淡苔白，脉细弱。

治则：温补脾肾，益气回阳。

方药参考：四神丸合金匮肾气丸。肉豆蔻 9 g，补骨脂 12 g，五味子 6 g，吴茱萸 5 g，附子、桂枝各 9 g，熟地黄、山萸肉、山药各 12 g，茯苓、牡丹皮、泽泻各 9 g。

第十七节　放射性膀胱损伤

膀胱是盆腔肿瘤（宫颈癌、子宫内膜癌、直肠癌、前列腺癌、膀胱癌和肛管癌等）放疗的重要危及器官。膀胱损伤以放射性膀胱炎最常见，以

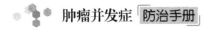

放疗开始后 3 个月为界，放射性膀胱损伤可分为急性放射性膀胱损伤和迟发性放射性膀胱损伤。

一、发病机制

1. 西医病因病理

急性放射性膀胱损伤主要表现为膀胱上皮和微血管损伤。膀胱受到射线照射后其上皮屏障受损，急性放射性膀胱损伤并不会出现膀胱组织结构的严重破坏，但膀胱上皮屏障损害后，高渗的尿液可渗透入膀胱壁诱发炎症反应，激活肥大细胞脱颗粒释放组胺，引起血管扩张、组织肿胀，从而产生严重的膀胱损伤。上皮屏障破坏还会诱发膀胱继发感染，进一步加重膀胱损伤。血管内皮细胞是射线照射的重要靶细胞，微血管内皮细胞损伤后会出现急性炎症，导致膀胱黏膜层、黏膜下层、固有肌层水肿，平滑肌逐步被成纤维细胞替代，引起胶原沉积和血管缺血。膀胱受照射后的细胞间黏附分子和前列腺素合成增加，导致炎症反应增加和固有肌层水肿，膀胱容量下降，出现膀胱刺激征。

2. 中医病因病机

放射性膀胱损伤属中医学"淋证""癃闭"等范畴，多见于下腹部恶性肿瘤放疗后。放射线之燥热之邪经肌肤直中膀胱，热毒灼伤膀胱，导致膀胱气化失司，水液代谢失常，故见尿频急、尿淋沥、尿痛等病证。热毒煎熬阴血，凝为瘀血，瘀血内阻，又见小便不通。日久损伤脾肾，导致脾虚、肾虚。总之，放射性膀胱损伤病位在膀胱，兼见脾、肾、三焦；病性以实为主，由实致虚，虚实夹杂。

二、临床表现

急性辐射引起的膀胱损伤通常表现为尿频、尿急、排尿困难、血尿（尿中带血）和疼痛等症状。大多数病例症状较轻，具有自限性，在停止或暂停放疗后逐渐好转。

晚期辐射诱发的膀胱损伤可能发生在辐射后 3 个月至 20 年之间，平均潜伏期约为 3 年。出血是最常见的症状，轻者表现为镜下血尿或尿中微带血，重者表现为大量出血导致贫血，需要多次输血，甚至危及生命。血尿引起的血凝块可能堵塞尿道导致尿潴留或梗阻。血尿可能伴有疼痛、尿频、尿急、尿失禁和膀胱容量下降。严重的辐射引起的膀胱损伤可能导致膀胱阴道瘘和（或）膀胱直肠瘘等。

三、诊断及分级标准

辐射引起的膀胱损伤分级采用 RTOG/EORTC 标准或 CTCAE V5.0 标准。本文根据 RTOG/EORTC 标准指导急性和迟发性辐射引起的膀胱损伤分级。

1. 急性放射性膀胱损伤的分级标准

1 级：排尿次数或夜尿增多至治疗前 2 倍以上，伴排尿困难、尿急，无须用药。

2 级：排尿或夜尿次数增多，大于每小时 1 次，排尿困难、尿急、膀胱痉挛，需要局部麻醉药物。

3 级：尿频、尿急和夜尿，每小时 1 次或更多，排尿困难、盆腔疼痛、膀胱痉挛，需要频繁和定期麻醉用药，肉眼血尿，伴或不伴血凝块。

4 级：血尿导致贫血需要输血，或出现膀胱梗阻，排除继发于尿道血栓、溃疡或坏死。

2. 迟发性放射性膀胱损伤的分级标准

1 级：上皮轻度萎缩，轻度毛细血管扩张（镜下血尿）。

2 级：排尿次数中等，毛细血管广泛扩张，间歇性肉眼血尿。

3 级：严重尿频、排尿困难，毛细血管严重扩张（常有瘀伤），频繁血尿，膀胱容量减少（ <150 mL）。

4 级：坏死，膀胱收缩（膀胱容量 <100 mL），严重出血性膀胱炎。

四、治疗方法

1. 西医治疗

（1）急性放射性膀胱损伤

急性放射性膀胱损伤的症状一般会在停止或暂停放疗后自行缓解（≥3 级可能会暂停或停止放疗）。对于较严重者，需对症治疗。对于尿频、尿急、大小便失禁和夜尿量增加的患者，可以使用奥昔布宁等抗胆碱药物。对于排尿困难或排空不全，可以给予坦索罗辛等 α_1 阻滞剂。排尿疼痛可以口服非甾体抗炎药。对于并发尿路感染的患者，应给予抗生素治疗。

（2）迟发性放射性膀胱损伤

对于迟发性放射性膀胱损伤，内科治疗通常包括全身止血治疗和局部膀胱灌注止血治疗。短期内出现大量血尿的患者需要密切监测生命体征，必要

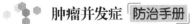

时补充液体或输血,以防血量不足导致休克。建议患者多喝水,以确保足够的尿量。全身治疗包括使用止血药物,如氨甲环酸等。可以进行膀胱冲洗以防形成大的血块。对于已经形成血栓的患者,可以通过导尿管进行间歇或持续的膀胱冲洗。如出现尿路感染并发症,应给予积极的抗感染治疗。

目前推荐用于膀胱灌注的药物:①铝盐,如明矾,可使蛋白质沉淀在细胞表面和间质空间,防止毛细血管出血,适用于出血不严重的患者。常见的局部不良反应包括耻骨上疼痛和紧迫感,可以使用抗痉挛和镇痛药。有报道称肾衰竭患者在铝盐膀胱灌注治疗后出现脑病,因此在治疗前应检查肾功能。其用法是将 50 g 明矾盐溶于 5000 mL 生理盐水中制成 1% 明矾盐溶液,以 250~300 mL/h 的速度注入膀胱。②重组人粒细胞 - 巨噬细胞集落刺激因子可刺激伤口愈合相关因子的释放,促进黏膜上皮细胞的迁移和增殖,诱导角质形成细胞进入再生状态,激活成纤维细胞,促进肉芽组织的形成,从而促进黏膜愈合。研究表明,粒细胞 - 巨噬细胞集落刺激因子可以缓解 Ⅲ~Ⅳ 级膀胱炎出血的症状,可以尝试和推荐用于常规治疗方法无效的难治性放射性膀胱炎。使用方法是将 400 μg 粒细胞 - 巨噬细胞集落刺激因子放入 5~10 mL 生理盐水中溶解后注入膀胱,然后用 5~10 mL 生理盐水冲洗导管,保留 30~120 分钟,继续使用至少 5 天或直至症状明显改善。③甲醛膀胱灌注可引起膀胱黏膜细胞蛋白沉淀,对扩张的毛细血管有凝结固定作用。研究发现,70%~90% 的患者在甲醛膀胱灌注后可以完全止血。然而,不良反应也较严重。甲醛可引起膀胱肌肉组织的固定,导致膀胱收缩和容量降低;输尿管组织固定,可能导致输尿管梗阻,进而可能导致肾积水和肾衰竭;甲醛反流到输尿管还可引起双侧肾盂肾炎,导致严重脓毒症。因此,仅对因尿道改道导致膀胱功能丧失的患者,或其他保守治疗方法失败的严重难治性放射性膀胱损伤患者,建议将甲醛膀胱灌注作为手术前的治疗方法。使用方法是将甲醛稀释到 1%~10% 的浓度,通过导尿管进行膀胱灌注,保留约 15 分钟后排出,然后用生理盐水冲洗膀胱。

(3)高压氧治疗

建议高压氧治疗与其他治疗方法结合使用。高压氧治疗是指在高于 1 个大气压环境下吸入 100% 氧气的治疗方法。高压氧舱中氧气以极高浓度溶解在血浆中,血红蛋白完全饱和,可促进受损组织的血管生成,促进组织修复。常见并发症包括耳痛、视觉障碍等,永久性或严重性并发症的发生率较低。

（4）手术

手术可作为常规治疗无效的严重放射性膀胱损伤、膀胱瘘等患者的治疗选择，主要包括选择性栓塞或结扎髂内动脉、经皮肾造口术、经皮输尿管造口术或肠导管及膀胱切除术。

2. 中医辨证论治

（1）下焦热毒型

主症：尿频、尿急、尿痛，尿道灼热，淋沥不畅，尿色浑赤，腰部酸痛，口燥咽干，口苦口干，小腹急满，甚则癃闭不通，或有大便秘结。舌质红，舌苔黄腻，脉滑数。

治则：清热解毒，利尿通淋。

方药参考：八正散合五味消毒饮加减。车前子（包煎）、瞿麦、萹蓄、滑石（包煎）各 12 g，山栀子、金银花、野菊花、蒲公英、紫花地丁、紫背天葵子各 9 g，甘草、木通、大黄各 6 g。

（2）气滞血瘀型

主症：小便热涩刺痛，尿色深红，或夹有血块，疼痛满急加剧，或见心烦，舌苔黄，脉滑数。

治则：清热利尿，凉血止血。

方药参考：小蓟饮子加减。滑石 15 g，炙甘草 6 g，生蒲黄 9 g，小蓟 12 g，淡竹叶 6 g，生栀子 6 g，生地黄 12 g，当归 6 g，川木通 6 g，生藕节 9 g。

（3）脾虚湿盛型

主症：排尿困难，量少淋沥，气短，语声低微，小腹坠胀，精神疲乏，食欲不振。舌质淡，脉弱。

治则：益气健脾，升清利尿。

方药参考：补中益气汤合桂苓甘露饮。黄芪、党参、白术各 15 g，桂枝、当归、寒水石各 12 g，茯苓、陈皮、滑石各 9 g，猪苓、泽泻、甘草各 6 g。

（4）肾阳衰惫型

主症：小便不通或点滴不爽，排出无力，面色㿠白，神气怯弱，畏寒怕冷，腰膝冷而酸软无力。舌淡，苔薄白，脉沉细而弱。

治则：温补肾阳，化气利尿。

方药参考：济生肾气丸。怀牛膝、车前子（包煎）各 12 g，附子、桂枝各 9 g，熟地黄、山萸肉、山药各 12 g，茯苓、牡丹皮、泽泻各 9 g。

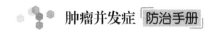

第十八节　放射性神经与内分泌功能障碍

中枢神经系统及头颈部恶性肿瘤因受制于重要功能器官解剖结构的限制，手术常难以做到根治切除，术后患者需要放疗，无法手术者建议行根治性放疗。高剂量照射对神经和内分泌系统有着不同程度的损伤，主要包括脑、脊髓、周围神经、下丘脑-垂体轴及脑血管损伤。

一、发病机制

1. 西医病因病理

（1）放射性脑损伤

放射性脑损伤主要是放射线引起颅骨内神经元和胶质细胞变性和死亡，导致中枢神经系统疾病。脱髓鞘是辐射诱导脑损伤的一个重要标志，主要由少突胶质细胞的死亡引起。在脑组织中，中、小血管壁坏死，发生淀粉样变性、玻璃样变性和纤维素样坏死，伴随内皮细胞增殖和血栓形成，最终导致血管闭塞。发生血脑屏障通透性增加、血管周围水肿和血管萎缩，微循环障碍影响血流和能量供应，导致缺血或代谢紊乱，表现为脑组织缺血和不可逆坏死。

（2）放射性脊髓损伤

放射性脊髓损伤包括急性放射性脊髓损伤和迟发性放射性脊髓损伤。病理改变以白色脱髓鞘为主要特征。在辐射暴露后，最初存在少突胶质前体细胞的暂时凋亡，随后是成熟少突胶质细胞的减少和髓鞘的逐渐损失。随着少突胶质细胞的增加和髓鞘磷脂合成恢复正常，症状逐渐消失。迟发性放射性脊髓损伤发生较晚，通常在照射后 1 年以上出现，血管内皮细胞和少突胶质细胞均受累。血管变化包括毛细血管扩张、血管周围纤维化和炎症、水肿和纤维蛋白渗出、红细胞淤滞和渗漏、血管闭塞和血栓形成。

（3）放射性周围神经损伤

放射性周围神经损伤的发病机制尚不清楚，但大多数人认为它与两种机制有关：一是辐射对神经组织的直接损伤；二是周围神经组织纤维化，神经营养血管受损，导致神经组织损伤。急性放射性周围神经损伤发生在照射后几天内，包括生物电变化、酶变化和血管通透性变化。随后，可以观察到脱髓鞘和轴突损失，此时神经损伤在很大程度上是可逆的。慢性期发生在照射后数月至数年，其特征在于轴突和髓鞘的损失及血管损伤的出现。出现小动脉坏死和玻璃样变，神经纤维被纤维组织取代，神经束膜和神经外膜增厚。纤维化的发生进一步使神经变窄，引起继发性脱髓鞘，并损伤施万细胞和内皮细胞。在结缔组织中，存在炎性细胞、成纤维细胞和各种细胞外基质成分的广泛浸润。

（4）放射性内分泌损伤

放射性内分泌损伤主要指下丘脑－垂体轴损伤，也属于放射性脑损伤的一种。下丘脑是人体的神经内分泌中枢，而脑垂体则是体内最关键的内分泌腺，通过分泌各种激素来调节其他内分泌腺的分泌。接受大剂量辐射（＞50 Gy）后，垂体功能减退。组织学分析显示垂体照射区有明显的纤维化、鳞状上皮化生和线粒体损伤。放疗后垂体功能下降可能与垂体和下丘脑的放射性损伤有关，但不同剂量下各激素轴损伤的具体机制仍需进一步研究。

2. 中医病因病机

在中医文献中，放射性神经损伤与内分泌功能障碍并没有明确的描述，但在长期临床诊疗中，该病的病因病机主要被归为虚和实两大类，具体表现为本虚标实或虚实并见。实质性的病因主要来自风、毒（火）、痰、瘀等邪气，这些邪气侵扰脑络，导致神志混乱。而虚性病因通常是由长期疾病导致的体质虚弱，可能涉及气血不足或肾精亏损，从而引发髓海空虚和神机失调。

放疗引起的火热毒邪会直接损害体液和阴血，导致虚热和虚火产生；或转化为痰，阻塞脑络；或损伤阴血，导致阴虚内耗，进而引发风动、痰阻、瘀血和火邪等复合病证。此外，火热毒邪还可能侵入血脉，破坏脑内血管，引发颅内出血。从而引起放射性脑损伤的发生。

放射性周围神经损伤应属中医学"伤筋""痿证""痹证"等范畴。"伤筋"多为外伤所致，而"痿证"和"痹证"产生的机制则更加符合放射线所引起神经损伤的病因病机。据《素问·痿论》云："肺热叶焦，则皮毛虚弱急薄著，则生痿躄也。"其病机多为经络不通、气虚血滞，以致肢体、皮、肉得不到气血的温养，而出现肌肤麻木不仁等。

二、临床表现

1. 放射性脑损伤

典型的放射性脑损伤一般分为急性损伤和迟发性损伤。急性损伤是指在

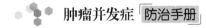

放疗期间和治疗后 90 天内发生的症状，包括神经系统的变化，如癫痫发作、昏迷和瘫痪。迟发性损伤在辐射 90 天后出现，症状包括头痛、嗜睡、严重的中枢神经系统功能障碍、部分感觉丧失、运动障碍和昏迷。

2. 放射性脊髓损伤

辐射引起的脊髓损伤分为急性和迟发性，但其发生时间轴与其他辐射损伤不同。急性脊髓损伤通常发生在治疗后 2～4 个月，持续数月至 1 年，通常是可逆的。早期症状轻微且无特异性，如单侧感觉异常、麻木、运动缓慢、下肢无力或本体感觉下降，并伴有莱尔米特征（单侧眼球震颤合并水平凝视麻痹）等。迟发性脊髓损伤是放疗最严重的并发症之一，通常是不可逆的。临床症状根据受照射的脊髓位置、区域和损伤程度而有所不同。早期症状包括非特异性症状，如本体感觉和（或）温度觉降低、运动功能降低（通常从腿部开始）、笨拙、步态改变和失禁，随着损伤的进展而恶化，最终导致偏瘫或瘫痪。上颈部的损伤可能会导致膈肌功能障碍，导致呼吸衰竭。高位脊髓损伤也会导致膀胱或肠道功能障碍。

3. 放射性周围神经损伤

周围神经系统是指大脑和脊髓外的所有神经结构，包括 12 条颅神经、31 条脊神经和自主神经（交感神经和副交感神经）。周围神经系统通常根据其连接和分布区域分为 3 个部分：脊髓神经与脊髓相连，主要分布在躯干和四肢；颅神经连接到大脑，主要分布在头部和面部；内脏神经与大脑和脊髓相连，主要分布在内脏、心血管系统和腺体中。虽然辐射引起的周围神经损伤的临床表现在不同部位有所不同，但大多数表现为不可逆的、进行性恶化的感觉运动功能障碍，最终导致功能完全丧失。顽固、进行性恶化的神经性疼痛是一个显著特征。放射诱导的周围神经损伤通常在治疗后数月至数年出现，随后出现无症状间隔，神经支配区的感觉运动功能障碍缓慢、进行性恶化，导致功能丧失。具体症状因受影响的神经而异，如嗅神经损伤导致嗅觉减少或丧失；眼神经和外展神经的损伤导致眼球运动障碍、面部感觉异常及感觉丧失；或三叉神经损伤导致咀嚼减弱；面神经受损导致面部表情肌麻痹、味觉减退或丧失；听神经受损导致耳鸣，最初是高频听力下降，随后听力下降、听力丧失；前庭神经受损出现的头晕、呕吐、平衡障碍；以及与其他神经损伤相关的各种其他症状。

4. 放射性内分泌功能障碍

根据现有的研究报告，辐射引起的内分泌功能障碍中最常见的是生长激素轴的异常，其次是性激素轴、肾上腺皮质激素轴和甲状腺激素轴。生长激素分泌不足是颅脑和头颈部肿瘤放疗后最常见的，儿童和青少年与同龄人相比表现出身材矮小和生长缓慢。年龄越小、辐射剂量越高，身材矮小的风险就越大。在成年期，生长激素缺乏会导致代谢成分的变化，如血脂异常、骨密度降低、脂肪成分增加、体重减轻、细胞外水减少，临床表现为疲劳、虚弱、记忆力减退、注意力难以集中、孤独感和性欲下降等症状。在儿童中，性激素轴的损伤可能导致性腺功能障碍或性早熟。年龄较小或辐射剂量较低的患者可能会出现性早熟，而性腺功能障碍通常在辐射后 10 年开始出现，表现为难以受孕。在成年患者中，男性患者的睾酮水平通常处于正常下限或略低于正常水平，而女性患者可能表现为卵泡发育不良或无排卵，最初表现为月经过少，随后出现闭经和雌激素水平降低。绝经后女性在放疗中引起的垂体功能障碍，往往没有明显的临床症状，促性腺激素水平也不升高。放疗也会导致甲状腺激素水平下降，通常有两个原因：垂体损伤导致功能下降，引起促甲状腺激素分泌减少，导致继发性甲状腺功能减退；或颈部辐射直接导致甲状腺细胞损伤。临床表现包括体重增加、面部水肿、抑郁和嗜睡，以及其他甲状腺功能减退的症状。

三、诊断标准

1. 放射性脑损伤

放射性脑损伤的诊断依据主要是既往脑照射史、相应症状及辅助检查。CT 典型表现为均匀分布的"指状"低密度病灶，边缘模糊，轻至中度占位效应。部分病例可表现为单侧或双侧不对称病变，导致脑室受压或扩大，中线向健侧偏移，增强扫描无或轻度周边强化。MRI 常表现为 T_1 加权像低信号，T_2 加权像高信号，具有"干酪样"（广泛强化，灰质和白质混合坏死）和"肥皂泡"（有限不均匀强化，常伴有坏死核心）等特征性表现。

2. 放射性脊髓损伤

对于放射性脊髓损伤，临床诊断应符合以下标准。

（1）照射野应穿过脊髓，照射面积、剂量和发病时间保持一致。临床表现应与放射性脊髓损伤表现一致，典型表现为下肢或双上肢受累，罕见仅上肢受累。

（2）排除引起类似神经系统症状的其他原因，如髓外压迫性病变、髓内转移、副肿瘤综合征或同期治疗的毒性。

（3）影像学检查可无特异性，表现为正常或脊髓肿胀，MRI 表现为 T_1 低信号、T_2 高信号。发病数年后，MRI 可显示脊髓萎缩，但无信号异常。PET-CT 可显示受照射脊髓节段的氟代脱氧葡萄糖摄取增加，可能与炎症反应有关。

3. 放射性周围神经损伤

放射性周围神经损伤的诊断依据主要为受累神经区域的照射史。症状可在放疗后数月至数年缓慢出现，进行性恶化，表现为感觉运动功能障碍和神经支配区域的功能丧失。在结合 CT、MRI、PET-CT 等排除肿瘤复发、转移或球后视神经炎、继发性空蝶鞍综合征、缺血性视神经病变等其他疾病后，由于放射性周围神经损伤的临床表现无特异性，往往在出现神经系统症状数年后仍难以诊断。

4. 放射性垂体功能障碍

放射性垂体功能障碍影响激素轴的诊断需要回顾放射史、临床症状和体征及实验室检查。例如：在诊断生长激素缺乏时，生长激素释放激素刺激试验中生长激素水平在 $3 \sim 6$ μg/L 表明部分缺乏，而低于 3 μg/L 表明严重缺乏。在性激素缺乏的女性患者中，血清卵泡刺激素、黄体生成素和雌二醇水平普遍低于正常值，而男性患者可能表现为睾酮水平低于正常值。血清游离甲状腺素水平降低，无论是否伴有促甲状腺激素水平降低，均可诊断为甲状腺功能减退症。

四、治疗方法

1. 西医治疗

（1）放射性脑损伤

1）皮质类固醇治疗：甲泼尼龙冲击治疗，静脉注射 $0.5 \sim 1.0$ g，每日 1 次，连续 3 日，逐渐减量直至停药。对于急性加重期的患者，给予 80 mg 甲泼尼龙静脉给药，每日 1 次，连续 4 日，逐渐减少至口服维持剂量。口服激素方案可包括地塞米松片 $4 \sim 16$ mg/d，口服 $4 \sim 6$ 周，$3 \sim 4$ 个月后逐渐减量至停药。但肿瘤残留或复发、感染风险高、电解质紊乱未得到纠正、激素不良反应风险高的患者不适合使用皮质类固醇治疗。

2）贝伐珠单抗：既往研究表明，贝伐珠单抗可以不同程度地缩小脑损伤病灶，显著改善放射性脑损伤的神经功能。推荐治疗方案为贝伐珠单抗 5 mg/kg 静脉滴注，每 2 周 1 次，共 4 个疗程；或单次静脉注射贝伐珠单抗

7.5 mg/kg，根据患者情况进行 2~4 个疗程。但贝伐珠单抗不适用于有出血、放射性脑损伤病灶囊性变、动脉栓塞史或出血风险高的患者。最常见的不良反应为高血压，应在给药后 2 周内动态监测，必要时可口服降压药。最严重的不良反应是出血和动脉血栓栓塞，如果发生，需要停药和积极治疗。

3）脱水降颅压：最常用的是甘露醇。推荐仅在影像学证实快速进展的放射性脑损伤和急性占位效应的患者中短期使用。疗程应在 5~7 天。

4）神经保护药：常用的神经保护药包括胞磷胆碱、神经节苷脂、注射用鼠神经生长因子和维生素 B_{12}。对于肿瘤放疗后出现神经损伤的患者，不建议长时间服用大剂量维生素 B_{12}，因为它可以通过叶酸促进细胞分裂，文献报道有诱发肺癌的风险。研究表明，注射用鼠神经生长因子可显著减轻放射性脑损伤的水肿病灶，提示其具有促进放射性脑损伤恢复的潜力。建议放射性脑损伤急性期，将 1 瓶鼠神经生长因子溶于 2 mL 注射用水，肌内注射，每日 1 次，共 4 周。

5）自由基清除剂：依达拉奉、超氧化物歧化酶、维生素 E 有助于清除自由基，减少自由基损伤，改善辐射的迟发效应。可用去甲氧柔红霉素 30 mg 静脉滴注，每日 2 次，共 2 周；依达拉奉 30 mg，口服，每日 3 次。

6）高压氧治疗：标准高压氧治疗可增强脑组织氧合，促进神经血管再生。建议高压舱内压力为 2~2.4 atm，每次 90~120 分钟，20 次。常见的不良反应包括耳鸣、耳痛、癫痫发作和肿瘤进展风险增加。因此，高压氧治疗前应全面评估患者的全身情况和治疗风险。必要时，应由一名照护者陪同患者进入舱内，出现严重不良反应时应立即终止治疗。

7）对症治疗：①放射性脑损伤继发癫痫属于"继发性癫痫"范畴，由于脑部存在明确且不可逆的病灶，癫痫发作大多容易反复，应遵循单药治疗的原则，如果两次单药治疗无效，可考虑联合治疗。经典的抗癫痫药物包括卡马西平、丙戊酸钠、苯妥英钠等，新型抗癫痫药物包括奥卡西平、拉莫三嗪、左乙拉西坦、托吡酯等。根据患者的癫痫发作类型选择用药。②放射性脑损伤患者常出现认知功能损害，轻症者可有认知下降、注意力不集中、多项任务处理困难、记忆力下降、逻辑障碍；严重者可出现阿尔茨海默病样痴呆，表现为生活不能自理、尿失禁和步态障碍。推荐药物为盐酸多奈哌齐 10 mg，每天口服 1 次，疗程 24 周；或盐酸美金刚 10 mg，每天口服 2 次，疗程 24 周。③放射性损伤患者常伴发焦虑、抑郁等症状，严重者有偏执、激惹表现，必要时可给予相应的精神类药物治疗。④头面部神经病理性疼痛

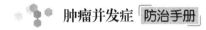

是放射性脑损伤的常见症状，推荐使用起始剂量普瑞巴林 75 mg，睡前 1 次，3～4 周逐渐加量至有效剂量或最大耐受剂量。

8）手术治疗：对于放射性脑损伤病灶进展快速、药物治疗效果差的患者，以及占位效应明显、颅内高压症状或相应神经功能障碍进行性加重的患者，推荐积极手术治疗。囊腔 - 腹腔分流术适用于单个巨大囊性变的放射性脑损伤患者，而放射性病灶切除术则适用于以实性病灶为主或残留实性病灶、多房性病变不适合分流术或分流术无效的患者。手术并发症主要是手术切口或肺部感染。

（2）放射性脊髓损伤

放射性脊髓损伤的主要治疗方法是使用类固醇，但其疗效有限。部分患者短时间内症状改善，可能与脊髓水肿减轻有关。此外，联合使用肝素和华法林，辅以高压氧治疗可能会改善症状。近年来，血管活性药物治疗创伤性脊髓损伤取得了一定的进展，但其对缓慢进展的放射性脊髓损伤的疗效相对较小。

（3）放射性周围神经损伤

目前对于放射性周围神经损伤尚无明确有效的治疗策略，主要是对症治疗，重点是限制加重因素。

1）疼痛管理：主要使用非阿片类药物，如苯二氮䓬类、三环类抗抑郁药和抗癫痫药。

2）糖皮质激素治疗：使用糖皮质激素控制急性炎症反应，以减少炎症相关纤维化的范围和密度。常见的类固醇皮质激素包括地塞米松、甲泼尼龙和泼尼松。

3）高压氧治疗：可减轻放疗后组织水肿，促进乏氧组织新生血管形成，可能改善纤维化症状。

4）传统康复疗法：包括针刺、电刺激、红外线照射和功能锻炼等，在治疗放射性神经损伤时，可改善局部血液循环，减轻水肿，并具有一定的神经保护和预防关节并发症作用。在治疗期间，应注意避免拉伸已经纤维化的神经丛，特别是避免负重和拉伸运动，因为它们可能导致突然的神经功能缺损。

5）手术治疗：理论上，神经松解术通过机械分离手段，可以缓解神经周围纤维化的压力，阻止疾病进展，对早期患者可能有一定的治疗效果。但对于晚期患者，由于病情复杂、手术难度大，所以治疗效果欠佳。此外，外科手术会加剧瘢痕形成和神经缺血，导致进一步的神经损伤。不仅不能缓解临床症状，还可能使症状恶化。因此，目前为止，手术治疗的有效性尚未得到明确证实。

（4）放射性内分泌功能障碍

内分泌功能障碍患者的治疗主要以补充激素为主。

1）生长激素缺乏：对于儿童，根据生长激素缺乏的程度给予外源性生长激素 4～12 μg/（kg·d）。对于严重生长激素缺乏的成年人，开始剂量为 150～300 μg/d，根据临床需要调整到最大 1 mg/d。在治疗期间密切监测生长激素水平。在增生期和增生前期，过量的生长激素可引发肿瘤、颅内高压和糖尿病视网膜病变。建议咨询有经验的内分泌科医师进行剂量指导。

2）性激素轴影响：对于女性患者，根据个人情况给予雌激素 ± 孕激素替代治疗。对于男性患者，给予睾酮替代疗法。对于性早熟儿童，给予促性腺激素释放激素拮抗剂治疗，一般不建议使用超过 6 个月。

3）甲状腺功能减退：需动态监测肾上腺皮质功能。甲状腺功能减退时，皮质醇的清除率降低，导致血清皮质醇水平升高。给予左甲状腺素替代治疗后，血清皮质醇水平可能急剧下降，有引发肾上腺皮质危象风险，需要提前补充皮质醇。

2. 中医辨证论治

（1）瘀血阻窍型

主症：头痛，眩晕，嗜睡，呕吐。舌质暗红，苔厚腻，脉弦滑或涩。

治则：消肿散结，祛瘀化痰。

方药参考：通窍化痰活血方加减。法半夏 10 g，白术 15 g，天麻 10 g，茯苓 20 g，陈皮 15 g，桃仁 10 g，红花 6 g，赤芍 10 g，川芎 10 g，石菖蒲 10 g，远志 10 g，胆南星 10 g，地龙 10 g，全蝎 6 g，川牛膝 10 g，生姜 3 片，大枣 3 枚，甘草 5 g。

（2）风痰上扰型

主症：头痛昏蒙，恶心呕吐，或伴有喉中痰鸣，身重肢倦，纳呆食少。舌胖淡，苔白腻，舌质暗淡，脉滑或弦滑。

治则：祛风化痰。

方药参考：半夏白术天麻汤合涤痰汤加减。半夏 9 g，天麻 10 g，白术 12 g，茯苓 15 g，陈皮 12 g，胆南星 9 g，川芎 9 g，石菖蒲 9 g，夏枯草 15 g，僵蚕 9 g，甘草 6 g。

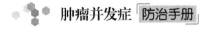

（3）气虚血瘀型

主症：半身不遂，口眼歪斜，语言謇涩，口角流涎，小便频数或遗尿失禁。舌暗淡，苔白，脉缓无力。

治则：益气养血，通经活络。

方药参考：补阳还五汤加减。黄芪30 g，当归尾15 g，赤芍10 g，地龙10 g，川芎10 g，桃仁10 g，红花6 g，鸡血藤15 g，上肢神经损伤加用桑枝10 g，下肢神经损伤加用川牛膝10 g。

（4）肾虚髓空型

主症：肢体震颤、健忘，尿多尿频，头晕耳鸣，懒惰思卧，齿枯发焦，腰酸骨软，步行艰难，口涎外溢，腰膝酸软，或四肢不温，腹痛喜按，泄泻。舌质淡白，舌体胖大，苔白，或舌红、苔少或无苔，脉沉细弱。

治则：补肾益髓。

方药参考：七福饮合还少丹。人参、熟地黄、白术、当归各12 g，杜仲、川牛膝、石菖蒲、肉苁蓉、巴戟天、山茱肉、远志、酸枣仁各9 g，甘草6 g。

参考文献

［1］田叶红，赵建新，邱晓伟，等．黄金昶治疗乳腺癌及其并发症的经验［J］.中华中医药杂志，2020，35（8）：3985－3987.

［2］任明名，王俊壹，李柳，等．癌毒病机理论辨治食管癌探讨［J］.中华中医药杂志，2022，37（2）：839－842.

［3］朱潇雨，李杰．基于阴阳理论探讨中医药促进"冷"肿瘤向"热"转化［J］.中华中医药杂志，2022，37（8）：4356－4359.

［4］张兆洲，李琦．癌毒传舍的中医病机初探［J］.中华中医药杂志，2018，33（11）：4839－4843.

［5］周岱翰．中医肿瘤学（修订版）［M］.广州：广东高等教育出版社，2020：53－54.

［6］王泽坤，陈晓琦，陈召起，等．癌因性疲乏的中西医研究进展［J］.中华中医药杂志，2023，38（3）：1185－1189.

［7］夏孟蛟，金钊，郑川，等．"寒湿入营"与肿瘤恶病质［J］.时珍国医国药，2018，29（3）：646－648.

［8］崔久嵬，李薇，许红霞，等．肿瘤恶液质临床诊断与治疗指南（2020 版）［J］.中国肿瘤临床，2021，48（8）：379－385.

［9］YANG J，WAHNER-ROEDLER D L，ZHOU X，et al. Acupuncture for palliative cancer pain management：systematic review ［J］. BMJ Support Palliat Care，2021，11（3）：264－270.

［10］SWARM R A，PAICE J A，ANGHELESCU D L，et al. Adult cancer pain，Version 3. 2019，NCCN clinical practice guidelines in oncology ［J］. J Natl Compr Canc Netw，2019，17（8）：977－1007.

［11］王稳，樊碧发．癌痛发生机制的研究进展［J］.中国疼痛医学杂志，2021，27（8）：616－618.

［12］李慧，饶跃峰．中美癌痛诊疗指南药学对比解读［J］.中国医药导报，2021，18（9）：4－7.

［13］张继鹏，李强，刘德连，等．中药穴位贴敷辅助治疗癌痛的临床疗效分析［J］.中国实用医药，2020，15（32）：134－136.

［14］张文华，高彩霞，张磊磊．降钙素原检测在肺癌发热患者感染诊断中的应用价值

[J].中国肿瘤临床与康复，2020，27（8）：966 – 968.

[15] 王蕾，谢智惠，邬晓敏，等.中医辨证治疗乳腺癌患者癌因性疲劳的临床观察 [J].中华中医药杂志，2016，31（12）：5375 – 5378.

[16] GARCÍA-RIEGO A，CUIÑAS C，VILANOVA J J. Malignant pericardial effusion [J]. Acta Cytol，2001，45（4）：561 – 566.

[17] 李晓，李忠佑，昃峰，等.心包积液检查对良恶性心包积液的诊断价值 [J].中国心血管杂志，2018，23（5）：398 – 401.

[18] 成佳，郑伍红.心包腔置管灌注化疗治疗恶性心包积液疗效观察 [J].中国现代医药杂志，2019，21（6）：57 – 58.

[19] PATRIARCHEAS V，GRAMMOUSTIANOU M，PTOHIS N，et al. Malignant superior vena cava syndrome：state of the art [J].Cureus，2022，14（1）：e20924.

[20] 王奎.肺癌并发上腔静脉综合征的临床综合治疗方案及疗效观察 [J].中国现代医生，2018，56（15）：111 – 113.

[21] 刘超，丁鹏绪，周朋利，等.上腔静脉综合征的诊疗进展 [J].中华介入放射学电子杂志，2022，10（1）：70 – 74，87.

[22] 李馨蕊，李骋，杨慧勤.肿瘤患者脊髓压迫症的处理 [J].中国临床医生杂志，2022，50（1）：26 – 29.

[23] 中华医学会骨科学分会骨肿瘤学组.脊柱转移瘤外科治疗指南 [J].中华骨科杂志，2019，39（12）：717 – 726.

[24] 彭琴，谭峥嵘.NSAID 类药物使用与上消化道出血相关性的临床研究 [J].中国医药指南，2019，17（5）：133 – 134.

[25] 路爱军，胡怀强.神经系统副肿瘤综合征诊断标准的更新与变化 [J].中国神经免疫学和神经病学杂志，2022，29（6）：501 – 505.

[26] DEVINE M F，KOTHAPALLI N，ELKHOOLY M，et al. Paraneoplastic neurological syndromes：clinical presentations and management [J].Ther Adv Neurol Disord，2021，14：1756286420985323.

[27] WEN O Y，YU J，ZHOU Y，et al. Risk factors of metachronous brain metastasis in patients with EGFR-mutated advanced non-small cell lung cancer [J].BMC Cancer，2020，20（1）：699.

[28] 肖建平，马玉超，王洁，等.中国肿瘤整合诊疗指南——脑转移瘤 [J].癌症，2023，42（6）：304 – 318.

[29] 施涛，魏嘉.恶性肿瘤骨转移靶向治疗及免疫治疗进展 [J].中国肿瘤临床，2021，48（21）：1093 – 1099.

[30] 中华医学会骨科学分会骨肿瘤学组.脊柱转移瘤外科治疗指南 [J].中华骨科杂志，2019，39（12）：717 – 726.

［31］吕素君，张艳景，王培培．肿瘤相关抑郁研究进展［J］．中国老年学杂志，2018，38（17）：4326－4330．

［32］AHMAD M H，RIZVI M A，FATIMA M，et al. Pathophysiological implications of neuroinflammation mediated HPA axis dysregulation in the prognosis of cancer and depression［J］．Mol Cell Endocrinol，2021，520：111093．

［33］过伟峰，曹晓岚，盛蕾，等．抑郁症中西医结合诊疗专家共识［J］．中国中西医结合杂志，2020，40（2）：141－148．

［34］史艳侠，邢镨元，张俊，等．中国肿瘤化疗相关性血小板减少症专家诊疗共识（2019版）［J］．中国肿瘤临床，2019，46（18）：923－929．

［35］姜文奇，巴一，冯继锋，等．肿瘤药物治疗相关恶心呕吐防治中国专家共识（2019年版）［J］．中国医学前沿杂志（电子版），2019，11（11）：16－26．

［36］王常海，冯晓莉，樊蔚虹，等．胃癌化疗前后中医证候变化特点研究［J］．时珍国医国药，2019，30（5）：1154－1156．

［37］DIAZ R，KOBER K M，VIELE C，et al. Distinct diarrhea profiles during outpatient chemotherapy［J］．Support Care Cancer，2021，29（5）：2363－2373．

［38］ZHANG Z，ZHOU J，VERMA V，et al. Crossed pathways for radiation-induced and immunotherapy-related lung injury［J］．Front Immunol，2021，12：774807．

［39］BENMERZOUG S，ROSE S，BOUNAB B，et al. STING-dependent sensing of self-DNA drives silica-induced lung inflammation［J］．Nat Commun，2018，9（1）：5226．

［40］张梅梅，龚志成，陈艳琰．奥沙利铂致神经毒性的中西医认知及中药防治研究进展［J］．中国中药杂志，2023，48（17）：4610－4619．

［41］马飞，徐兵河，刘明生，等．紫杉类药物相关周围神经病变规范化管理专家共识［J］．中华肿瘤杂志，2020，42（3）：170－179．

［42］甘露，方琼．年轻乳腺癌患者内分泌治疗期间性功能障碍状况及其影响因素［J］．中国癌症防治杂志，2022，14（5）：558－564．

［43］雷巧，罗春香．肿瘤溶解综合征的处理［J］．中国临床医生杂志，2022，50（1）：3．

［44］XIA C C，SHI W Y，ZHANG Y Y，et al. Prevention and treatment of radiation-induced lung injury［J］．Future Med Chem，2020，12（23）：2161－2173．

［45］尹鹏程，王文萍．中医经方防治放射性肺损伤的研究进展［J］．中国当代医药，2023，30（13）：25－29．

［46］曹才能，陈晓钟，袁双虎．头颈部肿瘤放射治疗相关急性黏膜炎的预防与治疗指南（2023年更新版）［J］．中华肿瘤防治杂志，2023，30（7）：381－385．

［47］GANDLE C，DHINGRA S，AGARWAL S. Radiation-induced enteritis［J］．Clin Gastroenterol Hepatol，2020，18（3）：39－40．

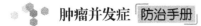

［48］陈传本，陈晓钟，何侠，等．头颈部肿瘤放射治疗相关急性黏膜炎的预防与治疗指南［J］.中华肿瘤防治杂志，2022，29（2）：79 - 91.

［49］王伟平，张福泉，袁双虎．放射性膀胱损伤的预防与治疗临床实践指南［J］.中华肿瘤防治杂志，2023，30（4）：187 - 193.

［50］贾萍萍，曹亮，马力天，等．中医药治疗骨转移癌痛的进展［J］.现代肿瘤医学，2022，30（11）：2097 - 2102.